QUANDO A PSICOTERAPIA TRAVA

Dados Internacionais de Catalogação na Publicação (CIP)
(Câmara Brasileira do Livro, SP, Brasil)

Quando a psicoterapia trava / Marina da Costa Manso Vasconcellos (organizadora). São Paulo: Ágora, 2007.

Vários autores.
Bibliografia.
ISBN 978-85-7183-031-8

1. Psicanálise 2. Psicologia 3. Psicoterapia I. Vasconcellos, Marina da Costa Manso.

07-7565 CDD-616.8914
NLM-WM 420

Índice para catálogo sistemático:
1. Psicoterapia: Medicina 616.8914

QUANDO A PSICOTERAPIA TRAVA

Marina da Costa Manso Vasconcellos
(ORGANIZADORA)

EDITORA
ÁGORA

QUANDO A PSICOTERAPIA TRAVA

Diretora editorial: **Edith M. Elek**
Editora executiva: **Soraia Bini Cury**
Assistentes editoriais: **Bibiana Leme e Martha Lopes**
Capa: **Renata Buono**
Projeto gráfico e diagramação: **Sidnei Simonelli**
Impressão: **Sumago Gráfica Editorial Ltda.**

Editora Ágora
Departamento editorial:
Rua Itapicuru, 613 – 7º andar
05006-000 – São Paulo – SP
Fone: (11) 3872-3322
Fax: (11) 3872-7476
http://www.editoraagora.com.br
e-mail: agora@editoraagora.com.br

Atendimento ao consumidor:
Summus Editorial
Fone: (11) 3865-9890

Vendas por atacado:
Fone: (11) 3873-8638
Fax: (11) 3873-7085
e-mail: vendas@summus.com.br

Impresso no Brasil

Sumário

Prefácio

No ano passado participei de um congresso de acompanhantes terapêuticos. Quando situamos essa forma difícil e exigente de trabalho entre os diferentes manejos terapêuticos, uma característica que salta aos olhos é a maior horizontalidade da relação terapêutica. Aí se inverte uma das questões importantes da psicoterapia: o território em que se trabalha não é o território do terapeuta (seu consultório, sua clínica). Inicialmente, na maior parte das vezes, o contato começa na casa do paciente. Daí pode-se partir para um trabalho "peripatético" na rua, no parque, na lanchonete. Nenhum desses lugares "pertence" ao terapeuta. Ou o paciente está em "seu terreno" ou ambos estão em um terreno que não lhes pertence, onde, pelo menos em parte, estão mais próximos de uma igualdade de condições.

Historicamente, o caminho de humanização e de modernização do atendimento ao paciente psíquico vem sendo pensado na linha antimanicomial, ou seja, na linha da desinstitucionalização, isto é, ir para "fora" dos limites (geográficos e mentais) da instituição psiquiátrica. Se voltarmos a pensar nessa história, ultimamente tão debatida, lembraremos que uma das razões básicas da existência do manicômio é a "proteção" da sociedade por meio de exclusão e confinamento. Aprenderemos também que o manicômio não é apenas um prédio, mas uma atitude interna da sociedade e dos psis (o manicômio está dentro de nós).

Quem trabalha, portanto, mais distante dessa "proteção" institucional é o AT (acompanhante terapêutico). Quando se pensa em proteção para o trabalho psi, a pergunta que segue é: proteção por quê? A proteção pressupõe um risco, e a preocupação com esse "risco" na convivência com o cliente traz o grande conteúdo ideológico que justifica a segregação do paciente. O risco maior é o contato com nossa própria desrazão, sempre presente, que deve ser cuidadosamente ocultada ou ignorada. Ora, a relação entre a posse de um território e o poder do possuidor transmite-se automaticamente à situação da psicoterapia.

Claro que todos temos clareza de que a situação psicoterápica é, por definição, assimétrica. Mas, se pensarmos, por exemplo, na relação entre um de nós e o jardineiro ou a empregada doméstica ou o mecânico, verificamos que ela é também assimétrica. Entretanto, nessa situação, quem "vende" o serviço não é sentido como superior, embora receba pagamento para estar aí. Por que essa assimetria então se coloca com tanta nitidez na relação terapêutica? Não será porque de alguma maneira está presente no imaginário dos participantes que a posição de "doente" (como sempre se leu nos escritos sobre psiquiatria) coloca automaticamente uma conotação de valor? O "doente" é menos, é inferior ao terapeuta, o que justifica, canoniza, uma situação de poder. É óbvio que tudo isso passa despercebido, porque as marcas ideológicas não são vistas à luz da consciência.

O trabalho psicoterápico é uma ação de saúde mental. Mesmo numa situação de contrato liberal de trabalho, é, como ação de saúde, uma tarefa de alcance público e, portanto, algo que não pode ignorar honestamente um vínculo político.

Observa-se que as posturas referentes a preconceitos, diferenças de classe, hierarquização ou valoração diferente das pessoas tendem a ser "naturalizadas" pelo uso e passam despercebidas.

Nos últimos anos, com a preocupação crescente pela democratização do cuidado com o sofrimento mental, têm sido freqüentes discussões e escritos sobre a "psiquiatria democrática", a antipsiquiatria e todas as suas conseqüências no pensar e executar o trabalho psi. Uma das mais óbvias é considerar que, se existem estratos sociais diferentes, que vivem e sofrem dentro de diferentes situações, a qualidade e o peso dos problemas emergentes serão também diversos. Grande parte dos terapeutas é recrutada das classes médias e altas e terá naturalmente maior facilidade de compreensão dos pacientes que vivem no mesmo mundo e falam a mesma língua – e, portanto, terá maior empatia por eles também. Por outro lado, a experiência de trabalho com diferentes estratos sociais mostra que a classe média tem fraco poder relacional.

Aqui se colocaria outra ordem de discussões se o tema fosse de saúde mental no sistema público de atenção. Isto é, se fôssemos discutir aqui problemas referentes às questões de atendimento na rede pública – Unidades Básicas de Saúde, Centros de Atenção Psicossocial, Centros de Convivência etc.

A relação de "cura", de tratamento, de ajuda, é desde tempos imemoriais uma relação vertical. Um dos envolvidos tem algo que será ensinado ou transmitido ao outro. Isso confere a ele uma relação de poder relativo àquele momento. O paciente é objeto de observação, avaliação, sujeito a correções. Naturalmente, nessa situação seu poder "negocial" é menor. Não tem muito que sugerir ou exigir. É o outro quem sabe mais dele do que ele mesmo.

Entretanto, na medida em que essa situação seja "ideologizada", o "poder" do terapeuta parece muito maior. Isso por necessidade de ambos. As duas inseguranças em presença podem necessitar fazer dessa situação um momento de indiscutível dominação. Diante do terapeuta o paciente vive uma situação regressiva. A situação é comparável à de uma criança observada criticamente pelo professor. Quase um panótico[1], simbolicamente.

Tanto a situação de trabalho do AT como a de um grupo de psicodrama diminuem essa possibilidade, seja pela mudança do território, seja pela possibilidade de serem multiplicados os olhares, dividida a responsabilidade e a focalização–expectativa–exigência que pode ser sentida pelo paciente.

O fazer psicoterápico, em suas diversas modalidades, é parte importante dos recursos que certa parcela da população pode utilizar como busca de solução ou, pelo menos, de diminuição de um sofrimento. Todos os estudos psiquiátricos mostram que no mundo ocidental a incidência de depressão e de outros tipos de transtornos de ordem emocional vem crescendo. É evidente para todos os estudiosos dessa questão que isso se relaciona com as progressivas modificações da ma-

1 Vide Michel Foucault. *Vigiar e punir*, 33. ed. Petrópolis: Vozes, 2007.

neira de viver atual. Não cabe aqui entrar em detalhes sobre essa discussão. Mas o que vai ficando cada vez mais corriqueiro em certos estratos sociais de nosso mundo é a busca de ajuda por meio da psicoterapia. Assim, a instituição psiquiátrica vai se enriquecendo com mais essa procura: como é de esperar, a sofisticação de seus métodos serve, de preferência, aos grupos de maior poder aquisitivo. Mas estamos diante de uma instituição que traz, por sua própria natureza, variadas contradições e características desfavoráveis. Um dos riscos mais freqüentes é o de que ela se fixe no "instituído" (isto é, "cristalizado") e se distancie da razão original de sua existência. Daí algumas estereotipias que funcionam como a burocracia de um sistema – perderam a memória de sua necessidade e passaram a ser uma coisa "em si". O fato de a psicoterapia aproximar-se com certa freqüência de um hábito de consumo pode influenciar sua prática, colocando expectativas (de ambos os lados) inadequadas por serem padronizadas.

Essa abordagem inicial apenas tenta traçar algumas possíveis linhas de pensamento sobre o vasto mundo das psicoterapias.

O livro que temos em mãos, fruto do esforço e da simpática insistência de sua jovem organizadora e também autora, traz uma variedade de posturas em relação a um dos aspectos problemáticos dessa prática: o paciente que não consegue "colaborar". Como já pode ter sido notado, chamo o sujeito, ou cliente – em saúde pública se diria usuário –, de paciente. Apesar da origem médica do termo, penso que minha postura pode, até onde consigo perceber, estar livre dos preconceitos tradicionais. Pelo menos tenho presente a possibilidade de inconscientemente ser autoritário em alguma situação mais difícil.

Todos os autores são psicodramatistas (ou psicodramistas, como diria Moysés Aguiar). Em princípio, a prática do psicodrama, de acordo com seu fundador, Moreno, alcança a plenitude de sua efetividade e sentido quando realizada em grupo. Mas nem todos os artigos referem-se a práticas grupais. Há formas de terapia derivadas do psicodrama (às vezes até praticadas por Moreno, como se vê em seus protocolos) que se dirigem a trabalhos individuais. Alguns dos autores criaram e/ou sistematizaram interessantes formas de trabalho individual. Algumas delas já foram objeto de artigos ou livros (como são muitos, não vou citar nenhum deles para não ser injusto).

Embora todos os autores pertençam à mesma constelação psicodramática, temos uma variada coleção de posicionamentos. A diferença do tipo de formação, de anos e lugares de prática, de posturas teóricas e até mesmo do exercício de refletir e pesquisar sobre a prática e seus desdobramentos teóricos, e até filosóficos, se reflete em cada capítulo de maneira singular.

Não seria possível fazer um apanhado crítico suficiente de todos eles. Por isso, farei uma escolha de momentos a meu ver significativos, sem a preocupação de ser completo, mas apenas para despertar no leitor a curiosidade de acompanhar as exposições, muitas vezes brilhantes.

Moysés Aguiar discute com propriedade e mais detalhe o que foi esboçado neste prefácio: considerações sobre a assimetria da relação terapêutica, o sistema já organizado, talvez institucionalizado, de mútuas expectativas entre paciente e terapeuta, colocando a necessidade de uma "cidadanização" da terapêutica. Discute o fato de o paciente já chegar com um modelo relacional de seu ambiente original, o que poderia fazer da resistência ao tratamento uma recusa legítima. Daí a necessidade de uma recontratação freqüente. Fala do fato de o terapeuta ser membro de uma "tribo" psicoterápica, e isso colocá-lo em situação de ansiedade diante de seus pares (como eles comentarão meu trabalho?). A referência externa pode interferir na tarefa terapêutica. Daí a necessidade de não se manter rígido e "fiel" a uma postura – uma mudança na forma de trabalhar pode criativamente facilitar o processo de mútuo desenvolvimento.

Milene Féo reconhece que se transita sempre em um terreno desconhecido e que é importante saber aceitar o transitório, o incompleto, e procurar transformar a experiência relacional como uma espécie de mergulho em uma experiência conjunta em que o terapeuta se percebe, raciocina e escolhe o caminho, ao mesmo tempo em que "viaja" intensamente com o paciente. O trabalho deve escapar do senso comum e buscar novos e múltiplos sentidos. A "trava" pode ser também ligada à dificuldade do terapeuta de ficar conectado com as próprias sensações e fantasias. Valente e otimista, Milene afirma que é possível evoluir da condição de suportar o caos para a de amar o caos, sentir amor à vida tal qual ela é: experiência prazerosa, possível e desejada, mas sempre incompleta... Pensar a vida instante a instante, abdicar do sonho de exercer controle absoluto sobre todas as coisas.

Sergio Perazzo afirma que o paciente travado carrega estereótipos para diferentes relações, isto é, não tem a espontaneidade de se relacionar de outra forma com outra pessoa. Tem um comportamento "conservado". Tem em si o "equivalente transferencial": dentro dele há um papel já pronto que atua em todas as diferentes situações, esperando que, ao manter o mesmo comportamento, possa não ser castigado e talvez até amado. Lembra que o desejo de fazer sempre dramatizações brilhantes pode ser um fator de dificuldade, principalmente com o paciente resistente – pequenas dramatizações simples podem ser possíveis e mais eficientes. De passagem, discute o teatro de reprise, a importância a seu ver exagerada que se dá à matriz de identidade, e faz a defesa do papel do ego-auxiliar profissional, infelizmente figura há muito ausente da prática psicodramática.

Heloisa Fleury, ao lembrar que o cliente travado está numa situação de distanciamento de seu próprio mundo, coloca como causas principais dessa situação a vergonha e o medo. Com freqüência o cliente só é capaz de apresentar-se em um estado empobrecido e de estabelecer relações passivas, estratégia com a qual tenta evitar qualquer ordem de sofrimento, "deixando barato" uma resposta pronta, mesmo que insuficiente. A experiência emocional vem vazia, sem nada de mais verdadeiro, sem reflexão. Isso será uma resposta à postura pós-moderna de evitar o sofrimento e buscar respostas prontas e indolores. Heloisa propõe técnicas simples para o trabalho, salientando que, atualmente, na maioria dos consultórios psicodramáticos, o atendimento é com pacientes individuais.

Marina Vasconcellos, a jovem organizadora deste volume, exprime a ansiedade que os terapeutas mais novos sentem diante dos pacientes difíceis (Perazzo lembra que o paciente-problema o é também para os profissionais experientes). Conta que, ao revelar a uma cliente particularmente desinteressada seu próprio sentimento, a relação transformou-se em algo mais rico e pessoal. Fala do medo de levantar da cadeira e propor uma cena (e se não der em nada?). Não será essa também a dificuldade com a tribo, como disse Moysés? Se não der em nada é um problema dos dois, e não só do terapeuta. Fala de manejos em que procura "ligar" o sujeito à sua própria vida, estimulando-o a trazer fotos e relatos de seu passado e utilizando psicodrama interno (aí não existe o risco de "não dar em nada").

Maria Amalia Faller Vitale coloca a vergonha como causa principal do "travamento", falando de sua grande experiência com terapia de casais e famílias. Lembra de algumas das características psicológicas do sentimento de vergonha: há uma inundação do "eu", um restringir da ação, a sensação de que o tempo se alonga, de que o presente parece intransponível. A cultura da vergonha é a da culpa – há uma estreita ligação entre esses dois sentimentos. No que tange à terapia, a vergonha está presente, inclusive no terapeuta, cujo papel é proteger os sujeitos na relação. A postura ideal é mostrar uma empatia que acolhe sem ser intrusiva. Há famílias que guardam segredos "vergonhosos" que desvitalizam a relação entre as pessoas.

Rosa Cukier, proverbialmente organizada e clara, coloca em pauta um verdadeiro roteiro, claro e organizado, da prática do psicodrama bipessoal: realiza o desejo de qualquer jovem psicodramatista ao detalhar passo a passo como conseguir uma dramatização bem-sucedida. Extremamente didática em seu artigo, produz esquemas e sintetiza discussões teóricas. Parece não precisar se preocupar com o cliente resistente. Mesmo nessa situação, deixa a impressão de ter extrema segurança em sua maneira de trabalhar: lida com cenas regressivas, focando a criança interna do adulto, de onde emanam algumas das defesas atuais. Mostra extrema confiança em seu método, criando uma sensação de otimismo e curiosidade.

Marcia Batista fala do "paciente perfeito": aquele que não dá trabalho, diz o que deve ser dito, melhora sem dificuldades etc. Mas diz que discutir como se deve atender a este ou àquele paciente soa contraditório a seus ouvidos. Para ela, a psicoterapia é o momento do não-possível, da ruptura. Deve abrir espaço para uma resposta à situação única daquela sessão. O terapeuta deve, como criança, permitir a chegada do novo, do não-pensado, do inusitado. O "paciente difícil" é bem-vindo porque cria movimento, obriga o terapeuta a pensar, a estudar, a deixar-se supervisionar. Fala do paciente "camaleão", que aprendeu na vida a mimetizar-se, atuar de acordo com o esperado. Não o faz para enganar, mas apenas porque não sabe atuar de outra forma. É tranqüilizante para o terapeuta, mas depois de certo tempo percebe-se que não se está fazendo terapia. É necessário haver o "sobressalto" da descoberta para que algo aconteça.

Mário Carezzato lembra que na situação terapêutica duas subjetividades estão em jogo dinâmico, buscando caminhos para se expressar. O trabalho dirige-se à decodificação do que está inconsciente na relação, daquilo que é não dito. Comenta que dificuldades na relação em psicoterapia não são obstáculos: são os próprios objetos da psicoterapia.

Traz diversas "vinhetas" (relatos de trechos de terapias) em que discute o sujeito e a própria atuação, utilizando referenciais teóricos variados.

Christina Freire, que trabalha com o "somatodrama", começa seu trabalho dizendo que a vivência psicossomática se dá no real do corpo, mostrando um fracasso na comunicação entre o imaginário e o simbólico. O corpo está subjetivado. A pessoa que tem seu desenvolvimento incompleto terá uma perda parcial de sua identidade corporal: uma parte de si mesma não será conhecida nem controlada. Há dificuldade em comunicar emoções, pois elas são reveladas sob a forma de sintomas corporais. O cliente tende a assumir um pseudopapel: define-se como um doente, e não como uma pessoa. "Sou asmático", em vez de "Sou João". Cita alguns casos, como o de uma mulher que ao se comunicar tem uma história na qual as palavras têm pouca importância. A sensação corporal é o que domina, e o corpo comporta-se como que delirante: um delírio corporal. Christina trabalha na linha de aquisição de consciência corporal. Para isso usa não só técnicas próprias do psicodrama, mas também uma vasta gama de referenciais de outras posturas psicoterápicas.

Sucinto, Alexandre Saadeh fala da tênue fronteira entre pessoal e humano de um lado e profissional e técnico de outro. Fala da arte de relacionar-se em contraposição ao avanço tecnológico e acredita que mais importante do que a história revelada é a vivência que surge na relação terapêutica.

Wilson Castello de Almeida é, como os outros, de origem psicodramática – dos mais antigos desse movimento. Atualmente trabalha com o que chama de "diálogo terapêutico", com a visão fenomenológico-existencial da relação de ajuda psicológica. Em seu artigo toca em questões básicas para muitas formas de terapia, inclusive a psicodramática. Fala do contato inicial, quando se deve ter uma preocupação "pedagógica": dizer ao paciente o que se espera dele nesse jogo que está por se iniciar. Para Wilson, é fundamental que ele saiba que melhor caminhará o processo se ele se esforçar por dizer o máximo que puder sobre seus sentimentos, experiências, questões e problemas. Fala do silêncio – forma pela qual, em uma relação verbal, manifesta-se a resistência, tecendo considerações sobre seu significado em diversas situações, mesmo não terapêuticas. Lembra que pode ser de espanto pela outorga de uma liberdade de se expor (que pode ser uma grande novidade), mas que pode também significar medo, orgulho, amor-próprio, arrogância. Pode querer dizer que o desejo é de um acompanhamento (uma escuta?) sem intromissão. Nesse caso poderia ser, como cita: "Não posso aceitar a idéia de ser libertado por outro que não seja eu mesmo". Fala da gênese possível dessa atitude: a situação atual de um adulto que foi uma criança abandonada, fragilizada, e hoje se vê incompetente para o mundo social. Cita diversas interpretações, inclusive psicanalíticas, antes de entrar no manejo dessa situação.

Aqui está o prefácio deste interessante livro. Achei que não cabia a mim maiores digressões doutrinárias ou questionamentos ideológicos sobre o tema. Essa é a tarefa dos diversos autores. A leitura dos textos apresentados pode instigar fecundas reflexões. Quero salientar a importância de esta obra ter sido organizada por uma jovem psicoterapeuta. É promissor que os mais jovens também se dediquem à tarefa de teorizar nossa prática. Daí surgem os avanços.

Antonio Carlos Cesarino
Março de 2007.

Doutor em Psiquiatria pela Universidade de Heidelberg (Alemanha). Foi membro do Conselho Regional de Medicina (1978-1988), presidente da Sociedade de Psicodrama de São Paulo e professor universitário (PUC, USP, Unesp e Santa Casa de São Paulo). É membro da Comissão Justiça e Paz e da Câmara Técnica de Saúde Mental do Conselho Regional de Medicina.

Introdução

O que se entende por *cliente travado* ou a que me refiro exatamente quando emprego o termo *cliente travado*?

Dizemos, entre os terapeutas, tratar-se daquele cliente silencioso, reticente, extremamente tímido, que depende do estímulo constante do terapeuta para que algo aconteça na sessão. Ele quer fazer terapia, mas não sabe como conduzi-la, percebe sua necessidade, mas depara com grande dificuldade de expressar-se, talvez por total falta de autoconhecimento ou noção do que trazer para trabalhar em uma terapia.

Ao procurar no dicionário a definição do termo *travado*, encontrei vários outros significados que, num primeiro momento, não pareciam estar ligados ao sentido empregado em psicoterapia: "fortemente unido; ligado, íntimo"; "ligado como por cadeias; encadeado, peado, agarrado"; "que já começou; principiado, entabulado, encetado"; "que não está com a língua desembaraçada; tartamudo"; "disputado com furor; encarniçado, renhido"; "impedido com trava ou outro obstáculo; atravancado, embaraçado". Essas definições foram encontradas em dois bons dicionários: *Houaiss* e *Aurélio*.[1]

1 Instituto Antônio Houaiss, *Dicionário eletrônico Houaiss da língua portuguesa 1.0*. Aurélio Buarque de Holanda Ferreira, *Novo dicionário básico da língua portuguesa Folha/Aurélio*.

Um "problema" então se apresentou com o livro já quase pronto: todos escreveram com base no chamado inicial, cujo tema era enfocar o atendimento aos clientes *travados*...

Portanto, permitam-me a ousadia de criar uma nova definição para *travado*, quando a esse termo se referir a psicoterapia: "diz-se daquele que não fala, silencioso; reticente, resistente; extremamente tímido; que enfrenta grande dificuldade tanto de expressão quanto de entrar em contato com conteúdos internos; aquele cliente que espera sempre a iniciativa do terapeuta para realizar sua própria terapia; de difícil acesso, fechado", e por aí afora. Cada terapeuta poderia ainda acrescentar algo diferente a partir de seu olhar.

O objetivo deste livro é explorar as diferentes situações de *travamento* do processo psicoterapêutico. Para tanto, convidei alguns amigos e colegas psicodramatistas, pelos quais tenho muito respeito e admiração, com o intuito de compartilhar nossas experiências (tanto as boas quanto as que deixaram a desejar), a fim de que, por meio delas, outros profissionais possam se beneficiar e enriquecer seu arsenal profissional. Agradeço a todos os que aceitaram meu convite e acreditaram na proposta, esforçando-se para produzir textos de ótima qualidade.

Agradeço da mesma forma a todos os meus clientes e ex-clientes que, ao dividirem comigo suas experiências mais profundas e seus sentimentos mais íntimos, possibilitaram também minha oportunidade de crescimento, tanto profissional como pessoal.

Espero que este livro contribua com você, leitor, instrumentalizando-o um pouco mais, assim como abrindo a possibilidade de novas reflexões. Afinal, "ninguém é tão grande que não possa aprender nem tão pequeno que não possa ensinar" (autor desconhecido).

Marina da Costa Manso Vasconcellos

1. Reflexões de uma terapeuta sobre o cliente travado

Marina da Costa Manso Vasconcellos

Algumas situações podem levar um processo terapêutico ao travamento, como o leitor verá neste e nos capítulos seguintes.

Uma questão intrigante, que faz muita gente pensar: quantos recém-formados levam para a supervisão aquelas situações em que o cliente se senta à frente do terapeuta e não sabe o que fazer, colocando-o em uma posição totalmente incômoda, como "responsável" pelo andamento da sessão? Pergunta comum nos grupos de supervisão, é uma das mais temidas: "O que faço se ele não fala nada, não traz um assunto para ser trabalhado?"

Ao longo dos anos, pude sentir esse incômodo algumas vezes – diria até que muitas vezes... –, deparando com situações em que não conseguia deslanchar, sentindo-me realmente responsável por aquele vazio... Além do incômodo, questionava minha competência para atender aquele determinado cliente. O que será que outro terapeuta faria no meu lugar? O que precisaria aprender para dar conta daquela situação? O cliente estava ali, querendo fazer terapia, mas como levá-lo de fato ao trabalho? Sentia como se *eu* precisasse fazer algo para "destravar" aquele atendimento, a fim de trazê-lo para uma relação comigo que lhe provocasse questionamentos e crescimento.

É uma pena que os terapeutas iniciantes tenham de passar por isso em muitos momentos de sua trajetória profissional, sem se dar conta da riqueza desses sentimentos, que, no momento em que são trabalhados, se transformam em mais recursos para o atendimento. A questão é *como* utilizamos esses sentimentos a favor do próprio cliente, e não contra nós. Quando conseguimos traduzir para ele o que estamos sentindo, abrimos um novo leque de possibilidades de acesso ao seu mundo interno. Temos um importante instrumento de trabalho nas mãos se soubermos aproveitá-lo em benefício do cliente.

Lembro-me de Lia[1], que em vários momentos fazia que eu me sentisse uma "fraude" como terapeuta. A cada vez que propunha aprofundarmos determinada questão, ela não aceitava, mudava de assunto e começava a discorrer sobre outro ponto, tirando a importância do que havia exposto antes como algo que a incomodava. Sentia-me de mãos atadas e questionava meu papel ali perante a cliente, que me procurou para ajudá-la, mas não me permitia fazê-lo. Quando me dei conta desse sentimento, pude dizer-lhe exatamente o que sentia e como era difícil chegar até ela. Ao ouvir-me, de repente percebeu quanto dificultava meu acesso a certos conteúdos seus, "despistando-me" a todo momento para que eu não os conhecesse. A dificuldade *dela* de entrar em contato com suas questões era sentida como *minha* dificuldade de conduzir a sessão de modo a ajudá-la. Essa percepção levou-nos a um novo direcionamento do trabalho.

Com o passar dos anos fui me aprofundando em minhas questões pessoais e profissionais, conseguindo estar cada vez mais "inteira" na relação com meus clientes. No entanto, enquanto isso não foi vivenciado, quantos sentimentos de *impotência* e *incapacidade* atormentaram-me diante de problemas que me eram colocados com todo o peso na busca desesperada por ajuda, fazendo-me sentir que estava ali para resolvê-los o mais rápido possível...

"Resolver" os problemas dos outros? Quem somos nós para ter essa pretensão?

Para o cliente que me pergunta como funciona a psicoterapia, defino o processo como uma caminhada dentro de uma caverna escura – andamos juntos, eu vou segurando a lanterna. Iluminaremos os caminhos possíveis, mas a decisão de em qual direção seguir será totalmente dele. Estarei ali apenas para ajudar com a iluminação e apoiá-lo na ex-

1 Todos os nomes de clientes citados neste texto são fictícios.

ploração do local. Desse modo, ele é o responsável por suas decisões e pelo tempo que permaneceremos na caverna, podendo explorar tantas bifurcações quantas ele quiser, arriscando-nos num mundo totalmente novo para ambos. Quando encontramos "tesouros" escondidos, a emoção é grande, e ainda que corramos o risco de encontrar também aranhas, cobras e esqueletos abandonados, ao sair novamente para a luz do sol sentimos o quanto valeu a pena nossa expedição!

Em meu mundinho fechado do consultório, entre quatro paredes, deparo com tudo: histórias tristes, injustiças, abusos dos mais diversos tipos, lutos difíceis, brigas verbais e físicas entre casais, filhos sem limites, separações doloridas e traumáticas, descompasso sexual entre marido e mulher, depressões, e por aí afora. Ao mesmo tempo, vivencio também o lado positivo: dificuldades superadas, dores que se curam, vínculos recuperados, pessoas até então passivas perante a vida que começam a realmente experimentá-la, traições resolvidas e perdoadas, famílias em desentendimento que limpam suas relações e passam a conviver de forma saudável etc. É um micromundo em que nós terapeutas participamos semanalmente da vida de muitas pessoas, com nosso olhar atento, nossa audição aguçada, nossa fala pontual, nosso toque afetivo.

Recordando-me dos atendimentos desses anos todos, pensei muito nos momentos em que me senti desconfortável com algum cliente que não "deslanchava" no tratamento. A primeira reação costumava ser a de reclamar (comigo mesma) daquele que se sentava à minha frente e não trazia nenhum assunto para ser trabalhado, deixando-me em uma situação bastante incômoda. Mas... será que apenas ele era "travado"? E eu? Qual a minha responsabilidade no andamento da sessão?

Foram essas as pessoas que mais me desafiaram, fazendo-me buscar alternativas para seu atendimento. Estamos o tempo todo nos revendo no contato com os clientes, e destaco aqui a importância e a riqueza dos grupos de supervisão, nos quais dividimos as angústias com os colegas, aumentamos nosso repertório profissional e aprendemos a separar as coisas do cliente daquilo que é nosso – quando sentimos maior dificuldade em lidar com algo que ele nos traz, provavelmente por termos questões pessoais ainda não resolvidas. Tais questões também são tratadas na terapia pessoal do terapeuta, um instrumento fundamental de trabalho e formação. Nesse momento é que nos damos conta das nossas travas, tendo a oportunidade de lidar com elas, lapidando cada vez mais nosso papel profissional. Temos de estudar, aprofundar-nos e buscar novos conhecimentos sempre. A formação do terapeuta não acaba nunca, assim como suas dificuldades. Talvez o que mude seja a maneira como as enfrentamos!

Existem aqueles clientes que vêm fazer terapia para resolver problemas bem pontuais – as chamadas terapias focais. Eles não buscam grandes questionamentos, não trazem conflitos complexos. Resolvem aquele foco e vão-se embora, satisfeitos com o resultado alcançado. Se tentássemos segurá-los por mais tempo, procurando outras questões a serem trabalhadas, talvez enfrentássemos alguma dificuldade, pois esse não era o desejo do cliente, e sim do terapeuta...

Patrícia procurou-me por estar sofrendo uma separação muito difícil de seu namorado. Essa era a queixa, esse era o foco do trabalho. Precisava de alguém que a acolhesse em sua tristeza e não a deixasse cair em depressão, pois já estava mal havia alguns meses. Nosso trabalho foi entrar nessa dor, reviver outras dores pelas quais passou – que acabavam sendo reproduzidas na dor atual –, identificar e separar os contextos das *perdas* e das *rejeições* – surgiu uma rejeição paterna muito mal resolvida –, criando condições para que superasse definitivamente essa separação. Voltou a trabalhar com empenho (antes o fazia apenas por obrigação), refez o círculo de amizades, que estava inativo, e recomeçou a sair. Após seis meses de terapia, "deu-se alta", agradecida pela ajuda.

Em outros casos, as pessoas procuram-nos para conversar sobre acontecimentos do dia-a-dia, pois sentem-se acolhidas e respeitadas por alguém que, além de ouvi-las, ainda as questiona em determinadas atitudes. São aqueles atendimentos "leves", sem grandes aprofundamentos, que podem parecer "bate-papo" para o terapeuta mais exigente, mas que promovem pequenas mudanças na vida do cliente e lhe dão suporte nas horas difíceis. É importante ressaltar que muitas vezes temos de diminuir nossas expectativas, pois nem sempre o que achamos que seria bom para o cliente é o que ele espera de nós...

Finalmente, há os casos de clientes que percorrem um processo longo e profundo, tomando consciência de emoções antes ignoradas e ressignificando fatos importantes da vida, trazendo-nos aquela sensação gostosa de que conseguimos dar o melhor de nós e de que ajudamos aquela pessoa a se desenvolver como um todo, em seus diversos papéis, assumindo uma postura mais saudável perante a vida. É muito gratificante tanto para o cliente como para o terapeuta o momento da "alta", da despedida!

Mas, para atingir esse nível de desenvolvimento e transformação com um cliente "travado", provavelmente investiremos um tempo maior do que imaginamos, assim como energia redobrada, reduzindo bastante nossa expectativa de sucesso. Cada pequena conquista deve ser devidamente valorizada!

Certa vez, recebi uma família que buscava terapia para a filha de 26 anos. Compareceram à sessão mãe, pai (separados, mas de convívio pacífico) e filha, Vera. Apenas os pais falaram, reclamando da atitude passiva da filha diante da vida, sem ambições, sem vontade de estudar. Já abandonara uma faculdade por total desinteresse e estava quase largando a segunda. Não queria trabalhar, não se cuidava fisicamente (era obesa). Ao ser questionada se queria fazer terapia, Vera disse que "sim, tudo bem".

Iniciamos nossos encontros, intercalados com faltas e muitos atrasos. Era visível sua falta de interesse pelo trabalho e a não-existência de qualquer conflito, embora eu sempre deixasse claro que apenas estaria com ela se houvesse um compromisso de sua parte, a mínima vontade de estar ali, com o que ela concordava.

Bem, partindo-se do pressuposto de que só é possível fazer terapia com quem possui algum conflito a ser trabalhado, como eu poderia fazer algo por ela? Tudo estava bem: a obesidade não a incomodava nem um pouco, sua falta de ambição na vida também não. Quanto aos estudos, ela "se esforçaria" para terminar, era só uma questão de tempo. A vida estava boa, os pais é que eram "muito preocupados à toa". Qualquer proposta de trabalho com psicodrama era rechaçada imediatamente como algo "ridículo". Tentativas de diálogo eram retribuídas com respostas curtas e sem continuidade. Ela impedia-me de trabalhar, mas estava ali...

Qualquer um que leia este relato pode pensar que é "óbvio" que essa garota/mulher precisava de ajuda, pois não conseguia enxergar sua inadequação/inatividade perante a vida. Mas, se para ela própria isso tudo não era um problema – mesmo quando questionada em diversos momentos, de várias formas –, será que um terapeuta tem a função (ou o direito) de impor um conflito onde não existe? Os realmente incomodados com a situação eram os pais. Mas por que não agiram antes? O que os impediu de buscar ajuda para essa filha em um momento em que ela ainda não estivesse tão acomodada em sua passividade diante da vida? Essas e outras questões foram colocadas aos pais, que concordaram em não insistir num tratamento absolutamente desnecessário – do ponto de vista de Vera. A grande questão ali era outra: qual a função que essa filha "problemática" exercia com aqueles pais separados, que permaneciam sempre em contato para falar sobre questões relativas a ela... Nesse caso, a indicação de terapia não era para a filha, e sim para os pais.

Corremos o risco de lutar insanamente contra situações que se apresentam "travadas", caso não identifiquemos o verdadeiro foco do atendimento. De nada adiantaria todo meu esforço para "conquistar" Vera, tentando fazer que ela *quisesse* fazer terapia, já que o conflito não estava nela.

Já outros clientes vêm com toda a disposição para trabalhar, mas nem sempre conseguem atingir pontos doloridos com a rapidez desejada.

Eduardo veio para a terapia aos 51 anos, queixando-se de problemas de relacionamento com os filhos. Após várias sessões, relata a sua incapacidade de chorar há muitos anos, mesmo em momentos muito tristes, como morte de parentes queridos – situações nas quais ele mesmo não entende por que não derramou uma lágrima sequer. Pesquisamos por meio do psicodrama a última cena em que ele se lembrava de ter chorado. Chegamos aos seus 8 anos, quando pedia a atenção da mãe, que costurava, e ela não o via. Terceiro filho de quatro irmãos, chorava por qualquer coisa. Queixava-se de que a mãe não tinha tempo para ele: cuidava dos afazeres dos filhos, cozinhava, fazia os outros serviços da casa, dedicava-se ao marido, enfim, não sobrava tempo para lhe dar a atenção que gostaria de receber. O jeito era chorar, para ver se a mãe o enxergava, na esperança de ganhar colo. Mas, nesse dia em particular, em frente à máquina de costura, a mãe lhe dá uma bronca e reclama do filho chorão, cujo comportamento ela já não agüenta mais, ameaçando colocá-lo de castigo caso continuasse. A partir dessa situação ele "travou", não chorou mais. Sente medos, passa por situações difíceis, mas nunca chora.

De repente, Eduardo viu-se passando por uma situação delicada com uma das filhas, que sofreu um acidente de carro e estava no hospital. Relatava seu sofrimento com tal intensidade que chegava a "doer em mim", fazendo-me sentir absolutamente sintônica com sua dor –

mas ele não derramava uma única lágrima. Havia o risco de perder a filha, tal a gravidade do caso, mas ele não conseguia pronunciar a palavra "morte". Rondava o assunto pela tangente, mas não verbalizava o medo de a filha falecer. Perguntei diretamente qual o medo presente naquele momento, mas ele não conseguiu expressá-lo, dizendo apenas "do pior". Quando finalmente perguntei se ele tinha medo da *morte* da filha, irrompeu num choro represado há muito, que conseguiu liberar em meio a soluços. Permaneceu assim durante algum tempo. Na sessão seguinte, agradeceu a "acolhida" e disse o quanto se sentiu mais aliviado, tendo conseguido até dormir melhor à noite, dificuldade que vinha apresentando.

A partir desse fato, sua terapia, que muitas vezes se direcionava para os filhos, voltou-se para ele mesmo e tomou nova direção. Poderia dizer que algo se "destravou" dentro dele...

Revendo os motivos que me levaram a propor este livro, percebo agora claramente que a trava no processo terapêutico pode estar tanto no cliente como no terapeuta, e arriscaria afirmar que na maior parte das vezes encontra-se no próprio terapeuta! Quando conseguimos nos livrar das amarras provenientes dos medos que nos atingem como terapeutas, aí sim podemos exercer plenamente nosso papel.

O que quero dizer com isso? Que medos são esses? São exatamente aqueles medos que nos paralisam nas situações em que nos sentimos inseguros por algum motivo. Por exemplo: ao iniciarmos uma dramatização, temos geralmente a expectativa de que algo aconteça para "fazer diferença" ao cliente, ou seja, que consigamos dirigir uma cena com começo, meio e fim, e ao final dela o cliente tenha se dado conta de algo, de alguma informação nova ou de que um sentimento tenha sido compreendido em sua essência... Enfim, todas as muitas possibilidades de alcance de uma cena. No entanto, nem sempre o caminho que percorremos é tão linear e pode não corresponder às nossas expectativas.

Às vezes propomos uma dramatização imaginando algo, mas de repente nos perdemos no desenrolar da cena e não sabemos mais onde está o foco a ser explorado. Esta é uma questão importantíssima quando o assunto é dramatização: o foco. O que queremos com aquela investigação? Onde queremos aprofundar? O que buscamos? Para que essas perguntas sejam respondidas, temos de ter conhecimento da psicodinâmica dos clientes, ou seja, seu funcionamento mental e quais defesas utilizam para posicionar-se perante as relações e a vida em geral. E isso tudo requer de nós, terapeutas, muita leitura, muito estudo e discussões para que cheguemos a um verdadeiro entendimento de cada caso – nesse ponto, entra a contribuição dos grupos de supervisão.

Outro momento de "risco" para o terapeuta que ainda não tem muita prática de direção é quando faz alguma pergunta para o cliente, no meio da dramatização, e este não sabe responder, comprometendo a seqüência da cena. De repente, tudo aquilo que parecia estar se desenvolvendo tem um corte e parece não fazer mais sentido. Para onde ir? Há uma quebra no aquecimento que nos desvia do foco. Nesse caso, podemos parar a cena e conversar com o cliente, tentando achar outra direção possível, tanto verbal como dramaticamente.

É bastante frustrante para o terapeuta – e imagino que também para o cliente – quando interrompemos uma dramatização por não estarmos conseguindo o que esperávamos... Certa vez li no pára-choque de um caminhão uma sábia frase: "No meio da dificuldade está a oportunidade". Pois é exatamente a isto que me refiro: quando encontramos uma dificuldade durante o percurso da cena e paramos, mas comprometemo-nos a investir nosso tempo nela mais tarde, tentando entender o acontecido e discutindo com colegas da supervisão hipóteses de caminhos possíveis, temos a oportunidade de corrigir a falha e melhorar nas próximas tentativas. Nada impede que o terapeuta proponha ao cliente a volta a uma determinada cena que não tenha sido devidamente explorada, podendo, nesse momento, com mais propriedade, dar continuidade a ela.

O ponto importante é que não devemos desistir com base em uma situação que não deu certo, pois tenho certeza de que, assim como nenhum bom diretor já iniciou sua prática com cenas "redondinhas", nenhum terapeuta tem apenas sessões nas quais tudo dá certo e acontecem grandes catarses com os clientes. Precisamos de coragem para insistir, porque só com a prática teremos bastante "jogo de cintura" para enfrentar situações mais difíceis. E isso vem somente com o tempo.

O medo de levantar da cadeira para dramatizar é disfarçado pela sensação de estarmos "seguros" sentados, e assim não corremos o risco de errar... Mas é incrível como os clientes voltam nas sessões seguintes a alguma dramatização, por menor que tenha sido, dizendo o quanto aquilo lhes despertou para outras situações, o quanto os ajudou a entender algo ou como ficaram "tocados" pelo que viveram naquela determinada sessão.

Existe a ilusão de que no grupo a dramatização é mais fácil, já que seus integrantes podem entrar como egos auxiliares nas cenas, o que não ocorre nas sessões da terapia bipessoal (apenas cliente e terapeuta). Realmente, poder contar com egos "humanos" no lugar de almofadas facilita o aquecimento e sua manutenção durante a cena, mas nada impede que um bom diretor consiga desenvolver um trabalho dramático apenas com o auxílio de almofadas, banquinhos e outros objetos da sala. A questão é como conduzir o cliente a partir de um ótimo aquecimento e não deixar que ele se perca no decorrer da dramatização. Se o aquecimento for mantido, a cena transcorre perfeitamente, quer na terapia bipessoal, quer na grupal. Muitas vezes, no entanto, não surge a oportunidade para uma dramatização, e desse modo permanecemos apenas com a verbalização, independentemente de estarmos em grupo ou não.

Vamos falar um pouco mais sobre aquela cena temida à qual me referi no início do capítulo: o cliente está com dificuldade de trazer assuntos para ser trabalhados, não consegue iniciar a sessão, apenas olha para o terapeuta e diz que "não tem idéia de por onde ir..." Nesse momento, dispomos de vários recursos que nos servem como aquecimento.

Possuo um livro de fotos (Coutinho, 2000) que dou para o cliente manusear, escolhendo a foto que mais lhe chama a atenção. Na página ao lado há frases que instigam pensamentos e questionamentos sobre a vida em geral. Com base nisso, peço a ele que transporte aquele tema para sua vida e faça alguma ligação. Pronto, ele começa a voltar-se para si e engatamos em algo que ele verbalize.

Outro recurso que utilizo é o livrinho *Palavra de criança* (Gebrim, 1998), que vem acompanhado de cartas que falam sobre os mais diversos sentimentos e valores: justiça, perdão, amizade, saudade etc. A pessoa pega uma carta e, com base na palavra que estiver escrita (com uma breve explanação sobre cada uma, do ponto de vista de uma criança), peço uma ligação com sua vida atual ou com o passado, ou ainda com o futuro, alguma situação em que tenha vivido esse sentimento ou queira vivê-lo. Enfim, cada terapeuta pode criar sua maneira de utilizar o material, de acordo com seus clientes.

Um exercício de que gosto bastante no psicodrama é a "Projeção para o futuro", no qual o cliente fecha os olhos e imagina-se no passar dos anos, suas conquistas, suas dificuldades, suas relações, suas perdas... O terapeuta vai guiando essa viagem e pedindo ao cliente que dê um nome a cada fase (de preferência um sentimento) – o qual será anotado. Ao final desses anos, já na velhice, pede para que o cliente "idoso" escreva uma carta para o atual, contando tudo que aprendeu e ajudando-o em suas dificuldades do momento de acordo com sua experiência de vida. Os resultados costumam ser muito emocionantes e geralmente trazem uma perspectiva positiva e animadora. Essa atividade faz aparecer assuntos com os quais poderemos trabalhar.

Um recurso interessante e útil para investigarmos a vida afetiva do cliente, assim como suas influências familiares e outros dados pessoais e pregressos, é a montagem do "genograma familiar". No livro *As mudanças no ciclo de vida familiar*, o leitor encontrará detalhes de como elaborar um genograma, assim como dicas interessantes de como explorá-lo. Por meio dele levamos o cliente a rever suas origens, reconhecendo valores transmitidos através das gerações, identificando características comuns entre as pessoas, comparando e dando-se conta das diferenças e das influências das famílias paterna e materna. Além disso, consegue visualizar melhor o lugar que ocupa dentro de sua família.

Outra possibilidade de intervenção em uma sessão em que o cliente chega cansado e não tem energia para trabalhar – veio à terapia somente para não faltar e não traz qualquer demanda – é o "relaxamento induzido acompanhado de uma viagem interior". Orientamos para que ele se deite e feche os olhos. Ao som de uma música instrumental tranqüila, que facilite o relaxamento, pedimos que preste atenção a cada parte do corpo, relaxando, inspirando energia e expirando as tensões do dia. Aos poucos ele será levado a uma viagem por meio da fantasia, na qual o terapeuta cria o trajeto que quiser, de preferência algo que envolva o contato com a natureza. O importante é que em algum momento o cliente depare com um "mestre sábio", cuja sabedoria lhe dá a capacidade de responder a qualquer pergunta que lhe seja feita. Orientamos o cliente a perguntar ao mestre algo que queira saber sobre si mesmo. Nesse ponto, fazemos a inversão dos papéis e ele passa a ser o mestre que responde à pergunta. Reverte-se a troca de papéis e o cliente ouve a resposta, guardando consigo a sensação desse momento. Despede-se do mestre e faz o caminho de volta, até chegar novamente ao consultório.

Essa viagem é criação do terapeuta e dura aproximadamente meia hora. Tem por objetivo levar o cliente a encontrar respostas dentro de si mesmo, fazendo-o entrar em contato com sua sabedoria interior. Alguns apenas relaxam – o que já é um benefício –, mas outros surpreendem-se com respostas que não imaginavam estar contidas dentro deles mesmos!

Finalmente, acho importante ressaltar a necessidade de trazermos o cliente para o trabalho terapêutico da forma mais intensa possível, na qual ele assuma a responsabilidade pela própria terapia ao ser o principal condutor do processo, deixando de lado a postura passiva de espera pelo que poderia vir do terapeuta. Podemos utilizar esses recursos citados, assim como todas as técnicas que conhecemos do psicodrama, mas com a consciência de que tudo nos serve de aquecimento, cuja intenção final é a de que o cliente veja sentido e *queira* fazer algo. Ele é nosso guia – temos de seguir sua necessidade, sempre.

Referências bibliográficas

CARTER, Betty; MCGOLDRICK, Mônica. *As mudanças no ciclo de vida familiar: uma estrutura para a terapia familiar*. 2. ed. Porto Alegre: Artmed, 2001, capítulo 8.

COUTINHO, Beatriz; CARAM, Cecília. *Cuidado: se você continuar nesse caminho...* Belo Horizonte: Autêntica, 2000.

GEBRIM, Patrícia. *Palavra de criança: coisas que você pode aprender com sua criança interior*. São Paulo: Pensamento, 1998.

Marina da Costa Manso Vasconcellos
Psicóloga formada pela PUC/SP. Especialização em Psicodrama Terapêutico pelo Instituto Sedes Sapientiae. Psicodramatista Didata com foco psicoterápico pela Febrap – Federação Brasileira de Psicodrama. Terapeuta de casais e família pela Unifesp – Universidade Federal de São Paulo.
E-mail: marina.vasconcellos@neolatina.net

2. Eu e o outro, psicodramaticamente falando

Alexandre Saadeh

Escrever um capítulo para este livro, além de trazer alegria, causa consternação. A constatação de que somos, como psicoterapeutas, parciais, falíveis, controladores, possessivos, ambiciosos e humanos além da própria obviedade nos transporta aos limites da profissão e às fronteiras tênues entre o pessoal e humano, o profissional e técnico. A meu ver, nada menos que as questões que o psicodrama sempre levantou quando pensou no papel profissional de psicoterapeuta.

Pensei em falar sobre as dificuldades pessoais do diretor em trabalhar com um paciente fechado, mas que vai às sessões. Penso que a maior dificuldade é a nossa em perder o controle do que acontece, de não sabermos bem o que estamos fazendo; de o controle sobre a vida mental e afetiva pertencer ao paciente e não ser dividido conosco. Lidar com isso pode promover um crescimento bipessoal interessante e relevante, tanto no aspecto profissional quanto no pessoal.

Falar desse amadurecimento diante de um paciente fechado, quieto, que nos incomoda, é o que pretendo.

O tema do paciente difícil, silencioso e voltado para si mesmo transporta-me em quase vinte anos ao primeiro contato com o livro argentino *Las escenas temidas del coordinador de grupos*, de Kesselman, Pavlovsky e Frydlewsky. Eu era um iniciante no psicodrama e na psicoterapia de grupo, e quem me apresentou ao tema e ao livro foi uma de minhas primeiras companheiras de trabalho grupal em unidade funcional, Marina Barbedo, atualmente morando em São Paulo, mas que por anos trabalhou e morou em Carajás, fazendo o que melhor sabe: trabalhar com grupos e indivíduos, facilitando as relações, estabelecendo conexões e mudando o social – numa proposta moreniana de sociatria com base psicoterápica, digamos assim.

Mas, voltando ao livro dos autores argentinos, revejo hoje, ao retomar a leitura, sua força e sua atualidade nas reflexões propostas, apesar de ser antigo – mas não velho. Um livro que impõe questionamentos fundamentais e sempre atuais para os psicoterapeutas.

Numa época em que publicações recentes e novidades tecnológicas são o que *realmente* interessam à ciência, quero ater-me a uma das mais antigas artes humanas, a de relacionar-se. Isso no sentido de estabelecer vínculos que promovam crescimento e amadurecimento – no caso específico, o psicoterapêutico. É exatamente disso que pretendo falar.

Ao querer iniciar uma psicoterapia, obviamente ninguém estará livre de contato humano. Do paciente e seu universo conosco e do inverso.

Existe uma infinidade de possíveis pacientes. Há aqueles que são mais fáceis do que outros para cada um de nós em nosso trabalho. As razões de nossas dificuldades beiram o âmbito pessoal e não são o enfoque deste capítulo. A proposta é focalizar aqueles pacientes que falam pouco, trazem poucos conteúdos, mas não faltam às sessões, observam, escutam e estão atentos. Não estão ali medindo forças ou testando nossa continência. É a maneira que sabem se relacionar com eles mesmos e com o mundo.

Fiorini (1985), ao elencar os tipos característicos de psicoterapia, utilizando critérios como objetivos, estratégias e instrumentos, apresenta-nos três possibilidades: psicoterapia de apoio, de esclarecimento e psicanálise e interpretação transferencial. Nelas, o psicoterapeuta executa desde um papel encorajador diretivo, passando por uma conduta calorosa, espontânea e ativa até o de uma indefinição pessoal, gerando ambigüidade temporal e espacial. Nada muito diferente do que podemos esperar de nossos pacientes.

Dentre essas possibilidades, existe a do paciente ativo e envolvido em seu processo de descoberta e crescimento; a do paciente que necessita de contato humano próximo, afetivo; e, por fim, a do paciente que necessita ser compreendido e aceito para poder se abrir e "confessar" o que julga ter de pior ou complicado em si mesmo. Nas duas últimas possibilidades, o enfoque deixa de ser as vivências que o paciente traz, passando a ser as vivências que surgem na relação terapêutica, com o próprio psicoterapeuta.

Complicando ainda mais essa situação, geralmente esses pacientes apresentam dificuldade em dramatizar por ter espontaneidade bloqueada e dificuldade em se expor ou por perder o controle da situação, o que podemos chamar de resistência. Qualquer atitude mais "ousada" por parte do terapeuta, como a utilização de um objeto intermediário concreto (colagem, música, brinquedos), causa mal-estar ou angústia e bloqueia a possibilidade de atingir o objetivo da sessão. O que resta é apenas o contato humano, particular no psicodrama, que propõe um diretor/psicoterapeuta saudável emprestando sua saúde ao paciente. Entendam como saúde espontaneidade, criatividade, inversão de papéis, capacidade empática e télica e todos os conceitos morenianos clássicos ou contemporâneos que traduzam relações pessoais e sociais construtivas e afetivas.

Perazzo (1994) propõe que:

> A proximidade–distância do diretor em relação ao protagonista tem como parâmetro a percepção que ele tem das necessidades deste protagonista, durante a dramatização, e de suas próprias necessidades, enquanto diretor, de se aproximar mais para se permitir sentir melhor o clima da cena e o envolvimento daquele que protagoniza o seu drama.

Essa proximidade–distância, esse emprestar saúde, essa busca da espontaneidade, leva o psicoterapeuta psicodramatista a uma região limite, que é a de abrir mão do controle e submeter-se à dificuldade, à necessidade e às particularidades de seu paciente. O complicado é livrar-se de cobranças internas de efetividade, resolutividade e cura visíveis, palpáveis, e acreditar na relação como atributo de saúde e reformuladora de crenças, comportamentos e como propulsora de vida. O psicodrama, como teoria e prática relacional, propõe-nos essa visão (revisão) de trabalho. Mas é com pacientes resistentes, defendidos ou com dificuldades relacionais que isso se torna evidente e nos coloca em xeque com nossa formação.

Se trabalhamos nesse campo tenso, entramos em contradição e nos cobramos uma "produtividade" absurda. É relaxando e vendo as necessidades específicas de nossos pacientes que podemos construir algo verdadeiro, compartilhado e único. Propondo e realizando saúde, relacionamento e vida, mas evitando, ao mesmo tempo, "resolver" a vida e as dificuldades do paciente, sugerindo soluções que funcionariam conosco ou em geral, mas não com ele especificamente. Evitar essa proposta de comportamento de "auto-ajuda", em que as formas de resolver são oferecidas prontas e parecem tão fáceis, é fundamental.

É nesse referencial que retomo Almeida (2006), que resume as categorias fenomenológico-existenciais presentes no discurso de Moreno:

- investigar a história vital do paciente, de modo a compreender sua biografia e suas particularidades patológicas na modificação da estrutura do ser-no-mundo;
- propiciar ao indivíduo a experiência, tanto quanto possível, de um "abalo existencial" que lhe indique quando, em que e onde tem falhado sua estrutura humana;
- não fazer do sujeito um objeto, mas ver nele um par existencial; estar com ele por meio da "transferência" de Freud, do "encontro" de Buber e do tele de J. L. Moreno;
- entender os sonhos como um modo especial de ser-no-mundo, propiciando ao sujeito recobrar seu viver com base na existência onírica;
- não prescindir das várias técnicas psicoterápicas, desde que elas possam ser terapeuticamente eficazes, na medida em que abram a compreensão da estrutura da existência humana, pois a finalidade é tirar o paciente do seu-modo-de-existência neurótico, psicótico, extravagante, atormentado, ajudando-o a atingir a liberdade de dispor melhor de suas possibilidades humanas.

Termino dizendo que, apesar de solitária, a tarefa que o psicoterapeuta enfrenta é servir – apesar de suas crenças, desejos, expectativas, vontades, virtudes ou defeitos. Fazemos o que supomos ser o melhor, mas esse melhor deve ser construído junto com o outro, o paciente, e não baseado no que queremos dele ou para ele. Nunca um dever ou uma obrigação, mas algo que possa ser feito com espontaneidade. Não o estabelecimento de regras morais, mas algo mais próximo do que possamos chamar de ato amoroso; um contato virtuoso, solitário, voltado para o paciente e verdadeiro.

Referências bibliográficas

ALMEIDA, W. C. *Psicoterapia aberta*. São Paulo: Ágora, 2006.
FIORINI, H. J. *Teoria e técnica de psicoterapias*. 6. ed. Rio de Janeiro: Francisco Alves, 1985.
KESSELMAN, H.; PAVLOVSKY, E.; FRYDLEWSKY, L. *Las escenas temidas del coordinador de grupos*. Buenos Aires: Ediciones Busqueda, 1984.
PERAZZO, S. *Ainda e sempre psicodrama*. São Paulo: Ágora, 1994.

Alexandre Saadeh
Psiquiatra, psicodramatista, doutor em Ciências pelo Departamento de Psiquiatria da Faculdade de Medicina da USP e professor de Psicologia da PUC-SP.

3. O paciente cala e o corpo fala

Christina Freire

Muitas vezes surpreendo-me fazendo reflexões sobre meus atendimentos: "Faltam-me recursos? Existe algo que inviabilize a ação dramática?"

Há semanas tento encontrar um manejo que facilite a ação ou a verbalização das emoções de Maria. Noto seu olhar distante e a falta de expressão e emoção enquanto descreve em detalhes suas sensações físicas, sintomas e doenças. É um fenômeno estranho: se avaliarmos as reações fisiológicas de Maria, seus batimentos cardíacos, sua respiração acelerada, seus movimentos oculares e sua transpiração, constatamos a presença da emoção. Sinto o tempo todo uma presença–ausência.

A ausência em si mesma é marcante, aflitiva, perturbadora. Somente uma leitura superficial não poderia observar naquele corpo e em cada gesto a inscrição histórica da "falta", que denuncia e evidencia a existência de um conflito. É a presença na ausência. O visível revelando o invisível. A linguagem é a do silêncio. É o corpo revelando o drama.

O corpo reflete o drama: somatodrama

O encontro terapeuta–cliente dá-se em outro plano, o subjetivo; procura buscar a verdade da experiência da vivência psicossomática no seu fundo de silêncio, em que as sensações corporais estabelecem a primazia do sensível. "Não há nada no espírito que não tenha de início passado pelos sentidos" (Anzieu, 1989, p. 158).

A importância do sensorial e suas inter-relações serão a bússola que mostrará o rumo que o terapeuta psicodramático deverá seguir quando sintomas e doenças vêm à cena, pois o tempo a ser considerado é o do sensível.

A vivência psicossomática dá-se no real do corpo, revelando um fracasso na comunicação entre o imaginário e o simbólico. O próprio corpo está situado na conjuntura da subjetivação.

Existirá mesmo paciente difícil? Ou difícil é ter conhecimento, compreensão e manejos adequados para conduzir cada atendimento, respeitando a individualidade de cada pessoa e sua história?

A filosofia da percepção de Merleau-Ponty (1990) tem nos iluminado na compreensão e na condução de trabalhos com as experiências sensíveis do corpo. Ponty descreve experiências registradas pela psicologia acerca de manifestações corporais – como doenças –, em que limitações corporais são superadas por um novo significado, e busca dar uma base empírica para contestar o dualismo cartesiano entre *corpo* e *alma*. Segundo o filósofo, o corpo não age como causa separada para produzir distorções no pensamento, mas para produzir percepções das quais o pensamento se serve. Sob esse enfoque, o corpo deixa de ser um receptáculo passivo das ações ou, ainda, uma barreira que isola o espírito do exterior. E não fica sob a dependência da consciência, mas exerce um papel de mediador, colocando-nos em contato com o mundo e marcando a presença do mundo em nós, inserindo-se, assim, na cultura quando ultrapassa seu estado animal, instituindo-se em uma ordem simbólica.

Penso que o corpo deixa de ser uma máquina na medida em que transforma, cria e recria culturas, quando não há um ser-em-si, mas um ser-em-situação, ativo e colocando-nos em relação. O fenômeno psicossomático é um ato pré-reflexivo e terá seu próprio código de comunicação e expressão.

Como um terapeuta psicodramático que se propõe a trabalhar com sintomas e doenças orgânicas poderá saber se está preparado para embarcar nessa viagem? Carregando em si uma maleabilidade existencial e até mesmo poética, pois isso permitirá, na relação, ocupar um lugar em que a sensação e a percepção autorizarão, pouco a pouco e lado a lado com o protagonista, desvendar seu drama.

Sendo assim, a exploração do fenômeno psicossomático sob o ponto de vista do somatodrama traz à cena o drama interno, que se expressará por meio do corpo e de suas experiências sensíveis, revelando uma história silenciosa e oculta.

Como reconhecer uma solicitação de ajuda psicoterapêutica no caso da queixa de sintomas e doenças orgânicas em que não é claramente verbalizado o sofrimento psíquico ou mesmo a busca de conhecimento de si mesmo?

Temos manejos psicodramáticos suficientes e a compreensão da psicodinâmica do adoecer corporal que nos permitam realmente ajudar pessoas na busca da cura, resgatando sua criatividade e espontaneidade?

Pessoas com dificuldade de dramatizar podem despertar no terapeuta sentimentos negativos. Respostas de oposição à ação por parte do cliente não devem ser desconsideradas quando temos em cena um corpo que desconhece sua própria identidade. Todo ser que tem seu desenvolvimento incompleto passará a ter uma perda parcial de identidade corporal, pois uma parte de si mesmo, embora exista, não é reconhecida, nem explicada, nem controlada.

Entendemos que a necessidade que a pessoa tem de um diagnóstico, por exemplo, nada mais é do que a procura de uma complementação para essa identidade parcial. Mas, como essa complementação vem de fora, servirá apenas como rótulo, um pseudopapel – no caso, o de "doente". Por exemplo: eu sou asmático, eu sou cardíaco. Esse rótulo muitas vezes se transformará em um impedimento na busca dos conteúdos internos.

Além da perda parcial da identidade corporal de que já falamos, no caso da doença podemos notar a sensação basal de incompletude e insegurança permanente, que poderíamos resumir como a sensação que a pessoa tem de não poder contar consigo mesma, visto que sempre se sente internamente insegura por não reconhecer seu corpo como próprio e uno.

Nos últimos vinte anos venho desenvolvendo um trabalho – estudo e pesquisa – na área psicossomática, tendo como referencial teórico-prático o psicodrama. "Uma contribuição psicodramática às vivências psicossomáticas" foi meu primeiro trabalho sobre o tema, baseado na dificuldade de usar as técnicas e manejos do psicodrama com pessoas com sintomas e doenças orgânicas. Essas pessoas quase sempre demonstram dificuldade em dramatizar e podem estar realmente impedidas por suas limitações físicas ou incapacitadas para identificar suas emoções que, na maioria das vezes, são reveladas pela descrição de sensações corporais e sintomas orgânicos. A compreensão teórico-prática por mim formulada encontra-se no livro *O corpo reflete o seu drama: somatodrama como abordagem psicossomática*. Nele desenvolvo um estudo correlacionando as teorias psicodramáticas do desenvolvimento humano: a teoria do Núcleo do Eu e a teoria da Matriz de Identidade, que apontam a provável localização do núcleo constitutivo das vivências psicossomáticas – nome que dei às experiências vivenciadas pelas pessoas quando estas apresentam sintomas e/ou doenças orgânicas no processo psicoterápico psicodramático.

À medida que ampliava minha compreensão teórica e a dinâmica das vivências psicossomáticas, fui desenvolvendo no meu trabalho alguns manejos e técnicas. Rematrizar experiências sensíveis corporais pareceu-me um bom caminho e, desse modo, adotei técnicas e manejos de referencial teórico psicodramático que permitissem ao paciente vivenciar uma maior integração do corpo, conquistando, assim, uma identidade corporal.

Essa evolução do paciente não implica necessariamente a cura física, que será bem-vinda se ocorrer, mas a possibilidade de atravessar a passagem entre a sensação corporal e sua tradução em uma representação psíquica capaz de simbolização e verbalização, reconhecendo e significando, assim, suas próprias emoções. É a passagem do real ao imaginário, do ato à criação psíquica, ou seja, a forma em que um corpo biológico se torna um corpo psicológico, um corpo fenomenal que pode agora representar seu drama por meio da ação.

O somatodrama foca a atenção no corpo, por acreditar ser ele o porta-voz de verdades inconscientes que pedem revelação. Os sintomas e a doença orgânica são os protagonistas de um drama vivido que emergem no cenário corpo e no palco de seu universo relacional. Não podemos nos esquecer de que aquele que busca se libertar de um sintoma encontra-se em uma situação paradoxal. O sintoma, ou doença orgânica, é o visível do invisível, uma vez que esse corpo é habitado por uma alma (psiquismo) que, em algum momento da sua existência, significou esse sintoma talvez na busca de alívio de uma dor maior e insuportável: o da "falta".

A teoria moreniana psicodramática, por meio das teorias da matriz de identidade e do núcleo do "eu", vê no exercício do desempenho dos papéis fisiológicos respirar, mamar, defecar e urinar – papéis psicossomáticos – as primeiras experiências que possibilitam ao ser humano vivenciar o corpo. São as sensações corporais, sinestésicas, intero e exteroceptivas que, experienciadas, darão ao corpo a sensação de singularidade.

É essa vivência unitária e subjetiva que permitirá ao corpo ir da sensação de fragmentação à sensação de unidade, adquirindo uma imagem de si mesmo que é reconhecida pelos que a espelham, e descobrir a existência de um mundo interno e de um mundo externo, assim aprendendo qual é seu lugar no mundo e no grupo humano ao qual pertence.

Dessa maneira, surgem seus primeiros papéis e, por meio da ação, esse corpo será capaz de reconhecer-se como corpo ativo na realidade, corpo simbólico, corpo este capaz de apreender o real humano (Freire, 2000).

As teorias psicodramáticas de desenvolvimento – como a teoria do Núcleo do Eu, de Rojas Bermudes, e a teoria da Matriz de Identidade, de J. L. Moreno, correlacionadas – apontam-nos as vivências psicossomáticas como caminho. Esse caminho, sem dúvida, é moreniano na medida em que, sendo o psicodrama uma terapia de ação, pressupõe a corporeidade como fundamento existencial. Sou levada também a enveredar pela influência bergsoniana e de Merleau-Ponty, buscando ampliar minha visão do papel da percepção na vivência psicossomática e dar maior consistência e melhor fundamentação aos manejos especiais por mim pesquisados.

Moreno (1975) busca surpreender o momento privilegiado do nascer antes mesmo que o pensamento, a palavra ou a cultura os transforme em lembrança histórica ou conserva cultural. Sua teoria concebe o entrar na vida como ela é, apenas na condição e qualidade de diretor da cena, criando manejos e técnicas que, apoiadas no presente imediato, seguem na direção de uma evolução espontânea e criadora: a própria direção da vida e do tempo.

Bergson (1921) afirma que a percepção mergulha no real por meio das raízes profundas, em que a realidade não será mais construída ou reconstruída, mas tocada, penetrada, vivida, rematrizada. Mesmo quando estamos sonhando, as imagens vêm recobrar percepções táteis, sinestésicas, visuais, enraizando o imaginário no real e revelando, mesmo no pretenso isolamento do sonhar, a relação de compromisso total do ser com o mundo.

Moreno fez dos conceitos de espontaneidade e criatividade o eixo básico de sua teoria e técnica, afirmando que a cura humana se dá por meio do ato espontâneo criador. Naffah, sem dúvida autor de obra de fundamental importância para o psicodrama, diz que, na falta de uma psicologia da percepção na obra de Moreno, será numa volta a Bergson, seu inspirador na questão da espontaneidade, que talvez possamos encontrar e elucidar essa questão.

Merleau-Ponty, ao descrever a percepção, parte de um referencial fenomenológico. Assim sendo, o autor realiza uma descrição do fenômeno perceptivo que aponta para uma vida de consciência fundamentada no horizonte da experiência corporal pré-reflexiva. Traz o corpo como aquele que exerce pelo sensível a comunicação vital com o mundo, tornando-o presente. Para o filósofo, os sentidos são significações: múltiplos que emergem como motivos. "Ter a experiência de uma estrutura não é recebê-la em si passivamente: é vivê-la, retomá-la, assumi-la, reencontrar seu sentido imanente" (1994, p. 231).

E diz Bergson (1921, p. 148): "Não será o corpo o centro de ação em torno do qual um conjunto de objetos reais se organiza, refletindo sempre as ações possíveis desse mesmo corpo sobre eles?" Assim, parece-nos importante que possamos nos aprofundar nas definições de memória de Bergson, que nos remete ao conceito de consciência e provavelmente nos esclarecerá a questão de espontaneidade criadora, de Moreno.

Bergson mostra-nos que a temporalidade e a memória só vão se corporificar a partir do presente e da percepção: "O estado psicológico que chamo de 'meu presente' seja ao mesmo tempo uma percepção do passado imediato e uma determinação do devir imediato; ora, o passado imediato enquanto percebido é, como veremos, uma sensação, pois toda sensação traduz uma longa sucessão de excitações elementares; e o devir imediato, enquanto determinado, é ação ou movimento, de onde eu concluo que meu presente consiste num sistema combinado de sensações e movimentos. Meu presente é, por essência, sensório-motor, quer dizer, meu presente consiste na consciência que tenho do meu corpo" (1921, p. 149).

Os manejos e técnicas do somatodrama, consciência corporal e resgate das emoções que têm como proposta rematrizar experiências psicossomáticas vivenciadas no período da formação do núcleo do "eu", requerem ampliação na compreensão de conceitos como memória, percepção, estados de consciência, imaginação, espontaneidade e criatividade como conceitos morenianos, visto que qualquer manejo ou técnica psicodramática só terá sentido se dirigir-se à espontaneidade criadora, privilégio humano de reassumir na vida o poder criador como criatura, por possuir memória e consciência.

O ser é corpo e espírito, corpo animado e espírito encarnado, e assim se torna possível a co-criação, em que criador e criatura são responsáveis pela criação.

Somatodrama – técnicas e manejos

As teorias psicodramáticas de desenvolvimento – a teoria do Núcleo do Eu, de Rojas Bermudes, a teoria da Matriz de Identidade, de J. L. Moreno, e a Análise Psicodramática, de Dias, correlacionadas – apontam-nos o corpo e suas experiências sensíveis, vivências psicossomáticas, como um possível caminho rematrizador. Esse caminho é, sem dúvida, moreniano, como já vimos, na medida em que, sendo o psicodrama uma terapia de ação, pressupõe a corporeidade do ser humano para poder surpreendê-lo em suas pulsações de vida, em sua qualidade pura, em sua respiração interior, em seu interno mais secreto.

O psicodrama, em sua teoria e prática, propõe que possamos surpreender o momento privilegiado do nascer, do lócus, antes mesmo que o pensamento, a palavra ou a cultura transforme-o em uma lembrança histórica ou em conserva cultural; concebe nossa entrada na vida como ela é.

Como psicodramatistas, participamos apenas na condição e qualidade de diretores de cena, lançando mão de manejos e técnicas apoiadas no presente imediato. Indo em direção a uma evolução espontânea e criadora, seguimos de perto, lado a lado, o ator e autor do drama.

Os manejos e as técnicas do somatodrama – consciência corporal e resgate das emoções que têm como proposta rematrizar as vivências psicossomáticas – dar-se-ão por meio das percepções e sensações táteis, sinestésicas, visuais, enraizando o imaginário no real do corpo e revelando a relação de compromisso total do Ser com o mundo.

O corpo, nesses dois momentos, ocupará o centro da ação, por meio das sensações e movimentos, que se presentificarão no "aqui e agora", como dizia Merleau-Ponty: "Meu presente consiste na consciência perceptiva que tenho do meu corpo, onde a consciência só é pensável a partir da compreensão de que: 'consciência é estar na coisa por intermédio de um corpo'". Sendo assim, a concepção ampliada de percepção de Merleau-Ponty será considerada sinônimo de inconsciente. "O inconsciente é o sentir mesmo" (1990).

O corpo e sua abertura perceptiva são a revelação psicodramática do desejo. O fato de expressar o próprio drama no contexto do real (social e grupal) e no contexto do imaginário (dramático), no "como se fosse", em que sensações (consciência corporal), imagens, fantasias e sonhos (resgate das emoções), nos planos corpóreos e perceptivos, que antes nunca puderam chegar a uma explicitação e que por meio dos manejos do somatodrama – que não se passa no real, tampouco no imaginário, pois está na ordem do mito por ser um desdobramento à margem da vida, mas que também é vida vivida –, na garantia da neutralidade, permite que mesmo por uma estreita passagem a espontaneidade seja mobilizada.

Espontaneidade significa, antes de tudo, consciência corporal, não a consciência de um corpo estático, mas a de um corpo em ação, em situação, corpos comprometidos, responsáveis. Se a espontaneidade existe em função do momento presente, como afirma Naffah, e se o corpo está sempre inserido no atual, formando um contínuo indiviso de sentido com o mundo que o cerca, é porque ele é uma abertura, não só ao espaço, mas à temporalidade, à duração. E se a ação espontânea não repete o passado, não é um produto de sua história, é porque ela é um esforço para superá-la e transformá-la em função da situação atual. É um exercício de liberdade.

Viver o momento presente é ser capaz de recuperar o passado em função do presente, reorganizar os horizontes temporais em torno de um núcleo, sempre presente, pois que está sempre mergulhado no real, *o corpo* (Naffah, 1979).

Por meio do percurso que fizemos até aqui, fica claro que para o somatodrama o corpo existe como um centro virtual de ação e está sempre mergulhado nesse compromisso indissolúvel com o real. Assim, constitui a condição básica da unidade existencial sujeito–mundo como ponte de ligação entre passado, presente e futuro, entre o real e o imaginário. É o compromisso com o mundo, e é como corpo–sujeito e jamais como corpo–objeto que efetivamente é responsável em redefinir seu sentido no mundo.

Momentos do somatodrama

1. *Vinculação: primeiro momento*
   A vinculação se dá por meio de:
      entrevista inicial;
      pesquisa de dados;
      contrato de trabalho.

2. *Consciência corporal: segundo momento*
   Neste momento é fundamental o aquecimento.

3. *Resgate das emoções: terceiro momento*
   Por meio do psicodrama interno.

Vinculação: primeiro momento

Conceito de vínculo: estruturas complexas, dinâmicas, que estão em constante movimento, multidimensionais, pois abrigam sistemas de pensamentos, afetos e modelos de ação, maneira de pensar, sentir e fazer com o outro que constitui as primeiras bases de sustentação e as primeiras estruturas de identificação que darão início à realidade psíquica da criança. É a confirmação de nossa identidade.

Entrevista inicial

Como avaliar um pedido de tratamento que traz como ponto focal um sintoma ou uma doença orgânica?

O que devo saber a respeito dos sintomas e da doença orgânica que direcione um rumo a seguir?

A que devo estar atento antes de embarcar nessa jornada?

Basta acreditar e ter esperança para poder ajudar aquele que nos procura?

Parece evidente que aquele que busca ajuda está sofrendo, mas em uma entrevista inicial nem sempre conseguimos avaliar se o paciente que nos procurou devido a uma doença orgânica conseguirá reconhecer seu sofrimento psicológico.

O desejo de alcançar uma lucidez maior, descobrir e desvendar sintomas incompreensíveis, sensações indizíveis e de buscar viver melhor, mesmo estando fisicamente doente, implica a provável aceitação por parte da pessoa que reconhece a existência de uma área desconhecida e silenciosa de seu eu.

A postura psicossomática do somatodrama implica aceitar o postulado de que tudo que é psíquico se desenvolve em constante referência à experiência corporal (Anzieu, 1989). E que devemos estar atentos à existência de uma memória sensível e corporal, bem como reconhecê-la e confirmá-la, por ser esta a única possibilidade que temos para estabelecer o vínculo na relação terapêutica.

Pesquisa de dados

Não deve ser direcionada. Há que se buscar na história da doença ou dos sintomas orgânicos dados ligados à fase pré-reflexiva, em que imperavam as sensações.

Contrato de trabalho

O que chamamos de contrato é o estabelecimento de um clima de aceitação, continência e proteção. Cabe ao terapeuta trabalhar com o desespero que se expressa desvinculado da emoção, com o pânico, o medo da morte, o impulso suicida, as raivas e culpas diante da doença e a constante solicitação por parte do cliente por esta fazer parte de seu desespero e o impedir de encontrar um significado na vida.

Atendimentos hospitalares ou domiciliares devem constar do contrato, bem como o contato com os demais profissionais envolvidos no tratamento.

Atendimento à família: deve-se esclarecer quando e como a família participará e de que forma pode-se minimizar o desgaste emocional e psíquico de todos os envolvidos com o paciente.

Esclarecer dificuldades e limitações com que depararemos ao longo do caminho será a possibilidade de um sólido vínculo do psicoterapeuta com o paciente e sua família, pois essa relação dependerá de ambas as partes.

Consciência corporal: segundo momento

A *consciência corporal* a que nos referimos é muito mais do que a aplicação de uma técnica.

A espontaneidade – criatividade vivida e experienciada na ação – é a possibilidade de o ser entrar em relação. É o oportuno, no momento necessário, é a resposta pessoal integrada a seu contexto e origem. É a condição prévia para sermos libertados.

No caso da pessoa que adoece fisicamente, a vivência das sensações corporais é constante, porém cristalizada em uma área ou outra. Por estar o tempo todo centrada em seu corpo, ela encontra-se impedida de expressar-se livremente por meio da ação. Temos de observar atentamente os movimentos involuntários que o corpo realiza durante o trabalho de consciência corporal. Esses movimentos, quando percebidos pelo paciente e focados pelo terapeuta, permitirão que pouco a pouco sensação e ação se associem.

Um dos recursos que gosto de utilizar é a respiração como aquecimento inespecífico em pacientes passivos ou hiperativos. A respiração, com seu livre movimento do inspirar e expirar, deve ser acompanhada pela respiração do terapeuta, facilitando o vínculo paciente–terapeuta em sua função de movimento vital, oxigenando os centros vegetativos, produzindo, por meio da sensação de abandono e entrega, um estado alterado da consciência.

É nesse estado alterado de consciência que as sensações do corpo, polarizadas e fragmentadas em áreas de concentração de energia, se organizarão de forma mais totalizadora. É como se esse estado mais consciente das sensações corporais parciais fosse formando uma corrente, em que as sensações se ligam umas às outras, trazendo uma consciência de corpo integrado. Existe uma auto-regulação espontânea em todo organismo nessa distribuição de energia biológica.

Essas funções estão relacionadas ao sistema nervoso autônomo. As pesquisas sobre inervações vegetativas dos órgãos mostraram que o sistema parassimpático funciona quando há expansão; e o simpático, quando há contração. É nessa experiência contínua e alternada de contração e expansão que serão rematrizadas as primeiras experiências vivenciadas pelo ser humano no desenvolvimento e na formação dos papéis psicossomáticos.

É dessa forma que o corpo, consciente de suas sensações, coloca-se em cena, podendo agora ir revelando seu drama, à medida que o realiza juntamente com o terapeuta, na função de ego-auxiliar.

Aquecimento

O aquecimento é sem dúvida a preparação prévia para que possamos entrar no novo; cabe a ele o equilíbrio psicofísico que nos deixa prontos para a ação espontânea e criativa. Ele canaliza nossas energias e coloca-nos em um estado de prontidão que possibilita a entrada no desconhecido sem a paralisação ou a hiperatividade que impedem o ato espontâneo e criativo.

No psicodrama, é a entrada do protagonista em cena, no aqui e agora, é o momento que compreende presente–passado–futuro e o mergulho no mundo interno.

Pessoas portadoras de sintomas e doenças orgânicas vivenciam experiências sensíveis, permanecendo focadas em seu corpo e sensações, o que as deixa superaquecidas fisicamente, uma das prováveis dificuldades para reconhecer e expressar suas emoções.

O caminho a ser tomado é possibilitar que as próprias sensações sejam a porta de entrada. Na medida em que são focadas e percebidas, já temos um aquecimento ideal para a entrada no dramático.

O aquecimento para o ato espontâneo é indispensável, pois dá direção às energias físicas, tirando-nos do medo paralisante diante de uma nova situação ou de seu oposto, a agitação física.

Moreno introduz o processo de aquecimento (*warming up*) baseado na compreensão da preparação para o nascimento de estados espontâneos. É a entrada do ator em cena. Processo de aquecimento que se expressará somaticamente pelas reações do próprio corpo: respiração acelerada, bocejos, tremores etc., que estarão relacionados à ansiedade ou ao medo.

Sendo assim, essas expressões somáticas serão porta de entrada ao mundo interno da pessoa que, nesse momento, estará disponível para a mobilização do fator espontaneidade. É quando rompem-se as cristalizações e repetições, e, assim, abre-se a passagem para que o corpo tome consciência à medida que se expressa por meio do movimento, da ação, no ambiente. Esse é o *status nascendi*, é o momento privilegiado em que tudo começa.

Resgate das emoções: terceiro momento

No trabalho do resgate de emoções, um dos instrumentos de ação psicodramática que tenho usado é o *psicodrama interno*, técnica de Fonseca e Dias, aprimorada por Dias.

No somatodrama, qualquer pessoa pode experienciar sua versão de Deus Criador como criatura, Deus encarnado no mundo psicodramático que nos torna co-criadores e co-responsáveis por nossa própria história. A criação significa, antes de tudo, emoção vivida. Crer no poder criador é testemunhar nosso acesso, dando-nos a possibilidade de transcendê-lo.

Vamos compreender o Resgate de Emoções em um breve exemplo:

Anita, portadora de artrite reumatóide, mulher de 55 anos, está em sessões individuais de psicodrama há mais ou menos dez meses. No início de nosso trabalho, vinha às sessões sempre dizendo que seu problema era a doença e que tudo mais em sua vida ia bem. A dor que tinha nas articulações, típica da doença, levava-a a uma atitude de oposição quando lhe era proposta qualquer forma de ação ou dramatização nas sessões. Eram as dores, sem dúvida, sua melhor forma de comunicar as situações de sua vida, remetendo-a sempre ao círculo vicioso de seus pensamentos, permanecendo ansiosa e buscando causas e explicações para suas dores e doença. Sendo assim, resolvi propor a ela um trabalho de interiorização no qual não teria de fazer nenhum movimento que aumentasse suas dores.

Iniciamos então o trabalho, no qual lhe pedi que se deitasse e ficasse atenta à sua respiração, como forma de aquecê-la (processo de aquecimento); após alguns minutos, nos quais a acompanhei lado a lado, respirando também (vinculação com ego-auxiliar), pedi que expressasse, em voz alta, imagens e sensações que fossem surgindo, para que eu pudesse acompanhá-la.

Anita começou a relatar suas sensações corporais, imagens que eram seguidas de movimentos e posturas corporais que concretizavam o que imaginariamente vivenciava. Pouco a pouco, começou a descrever sua experiência: sentia seu corpo todo fragmentado, não conseguindo ligar as partes. Começou então a acelerar sua respiração e aumentar seus movimentos, debatendo-se até a exaustão. Chorando, disse: "Não consigo. Estou toda retalhada". Quando perguntei-lhe o que estava acontecendo e se gostaria de me contar, para que eu pudesse acompanhá-la, Anita vivenciava uma história em que as palavras tinham pouca importância – era um drama sem palavras que estava sendo representado no palco interno, em que a sensação era a protagonista.

E encontrava-me diante de uma forma arcaica, pré-reflexiva e simbólica de funcionamento mental, em que o corpo é que se comporta de maneira delirante. A vivência psicossomática de Anita revelou, em dado momento, que uma das partes era um coração cravado de espinhos e que, na retirada de cada espinho, pessoas e lembranças infantis foram sendo trazidas do invisível para o visível, como parte de uma realidade, presentificando e experienciando no "aqui e agora" sua dor e fragmentação – o que rompe sua imobilidade e cristalização e possibilita a busca de novos caminhos.

Na verdade, o que pudemos observar no caso de Anita foi o entrelaçar do real com o virtual, em que um movimento que acaba resulta em outro que se inicia, em que imaginação e ações se corporificam. Por meio do somatodrama, o visível (sua doença) revela o invisível, o fora da luz, que passa então a receber atenção especial como protagonista.

Crer no poder criador e testemunhar nosso avesso é buscar transcendê-lo

A catarse psicodramática não é um mero relembrar de fatos esquecidos ou recalcados, acompanhados de uma descarga de afetos. Mais do que isso, é a representação de um momento em que ocorre toda uma reorganização do sentido de existir, advinda da expressão e explicitação de uma estrutura oculta, invisível, desconhecida, mas presente, na medida em que, na forma de doença, como no caso de Anita, persiste modelando sua existência atual. Revelada, ela produzirá uma nova síntese existencial, desbloqueando a espontaneidade e transformando as relações de Anita com o mundo.

A catarse como movimento expressivo, vivido por meio da palavra e da ação corporal, transforma-se em uma "catarse integradora", que, experienciada em relação com o terapeuta, possibilita a vivência de uma nova experiência relacional espontânea, não cristalizada na realidade presente. Esse é um momento em que terapeuta e cliente estabelecem um mútuo reconhecimento, que Moreno chamou de relação "télica"– sem dúvida uma conquista do processo psicodramático.

A fase seguinte é a que chamamos de comentários, na qual, juntos, terapeuta e cliente, retomando as etapas da dramatização, reelaboram o processo e trocam experiências.

O somatodrama (como o psicodrama na sua seqüência: aquecimento, dramatização, comentários) possibilita, por meio do "como se fosse", diferenciar o real do imaginário, o mundo interno do mundo externo, o visível do invisível. Na encarnação de um Deus criador, transpomos para o plano corpóreo e perceptivo nossas fantasias e sonhos, devolvendo, assim, a nosso corpo seu real papel de assegurar a metamorfose. Mesmo um corpo cristalizado ainda é capaz de, por meio da estreita abertura do sintoma ou doença, revelar seu drama.

Relato do caso de Sandra: um caso de consciência corporal e resgate de emoções

Numa proposta de ligação das conclusões teóricas à experiência prática, relatarei a história de uma paciente portadora de vivência psicossomática que chamarei de Sandra. Esse relato não se resumirá só ao de Sandra, mas incluirá também as elaborações a que fui chegando no decorrer do trabalho.

Sandra, 52 anos, casada, quatro filhos, universitária, procurou-me por indicação de um médico ortopedista que a tratava na época da primeira entrevista. Trouxe na primeira sessão a seguinte queixa: sofria de fortes dores na coluna, já havia sido operada, mas a dor não havia desaparecido. Se fosse somente a dor, como relatou Sandra, tudo bem. Mas não era só isso, pois essa dor levava-a a ficar com o corpo paralisado, impedindo suas atividades profissionais, sociais e familiares, além de muitas vezes ter-lhe causado fortes dores de cabeça e falta de ar com sensação de desmaio – o que a levou a fazer uma pesquisa neurológica. Nos últimos meses, havia sido constatada uma gastrite medicamentosa que a obrigou a suspender o remédio para a dor. A conselho de seu médico, procurou uma psicoterapia. Outras queixas surgiram nessa primeira entrevista, e nas seguintes. Sandra mal podia sentar-se. Providenciamos uma cadeira especial e, na sala de espera, ela aguardava em pé até entrar em consulta.

Seus relacionamentos com os filhos, no geral, era bom. A exceção era o filho mais velho, que havia feito uma escolha que a deixou muito insatisfeita: abandonara no terceiro ano a faculdade de engenharia para seguir a carreira religiosa, casara-se e fora embora do país, o que a fazia sentir raiva e frustração e, em conseqüência, sentir-se culpada, por não admitir que uma mãe pudesse ter tais sentimentos em relação ao filho. Na relação com o marido, sentia-se oprimida e revelou não ter conseguido confrontá-lo em trinta anos de casada, pois tinha medo de suas reações. Quanto ao relacionamento com o pai, Sandra julgava-o satisfatório, mas acreditava despertar forte ciúme em sua mãe, o que a incomodava e a afastava dela, ficando em conflito, sem saber se a amava ou odiava.

Sandra estava havia dois anos em terapia psicodramática individual e, durante todo esse tempo, continuavam as queixas de sintomas físicos e dores. Isso levava-me, a cada final de sessão, a questionar minha maneira de trabalhar.

Eu tinha a sensação de que Sandra estava ausente e que suas emoções eram invisíveis para mim. À medida que eu ia compreendendo que o tempo de Sandra era o sensível, começava a ficar mais fácil focar nossos encontros.

Sandra possuía uma noção parcial e fragmentada de seu corpo. Suas dores e sensações talvez fossem o caminho que nos levaria à sua identidade como corpo pessoal e uno.

Iniciamos um trabalho de consciência corporal baseado em suas dores e sensações de mal-estar. Ela começou a demonstrar alívio e a relatar sua vida conjugal – que não amava seu marido, mas que, por causa da família, não havia se separado ainda. Relatava sua irritação, mas parecia incapaz de elaborar suas emoções em relação ao marido e ao filho, que apontava como o maior responsável por sua permanência no casamento.

O progresso era lento, mas a cada momento algo novo ocorria. Em um dos nossos encontros ela revelou, localizou e encadeou a ocorrência de sua primeira crise com a comunicação da decisão do filho de interromper os estudos.

Muitos de nossos trabalhos de consciência corporal não iam além de dores, taquicardias, tremores e choro. Deparávamos sempre com a dificuldade de seguir em frente e elaborar suas emoções.

Uma das verbalizações mais importantes ao final de um de nossos trabalhos deu-se quando Sandra revelou sua crença de que as dores que sentia eram um castigo, uma punição merecida por seus sentimentos negativos pelo filho.

À medida que evoluíamos no trabalho de consciência corporal, fomos surpreendidas pela ausência da dor e pela possibilidade do corpo de Sandra mudar de posição durante o trabalho, deitando-se de bruços. Essa nova posição resultou em uma sensação de corrente elétrica correndo por toda a sua coluna e possibilitou a Sandra uma consciência de sua rigidez corporal, levando-a a realizar uma passagem do real ao imaginário. Começou, então, a descrever seu corpo como morto, sendo enterrado; a nossos olhos, seu corpo tornava-se cada vez mais rígido, e essa rigidez causava-lhe dores, reduzindo sua respiração. Contorcia pés e mãos, chorava e mais tarde comunicou que se sentia brigando pelo direito de viver – revelação que traduzia sua dor psíquica. Lembrou e vivenciou a cena de sua mãe tendo um derrame e ela, ainda criança, socorrendo-a. Acreditando que já se encontrava morta, autorizou-se nessa sessão a falar da relação com essa mãe que trouxe como um retrato de perfeição, escapando de sua consciência qualquer sentimento negativo, deslocando-os todos para seu filho. O mais importante é que o drama começava a ser revelado. Ela havia incorporado essa mãe como se as duas fossem uma única pessoa, e tinha um grande medo de ser abandonada, o que a mantinha fragmentada, permanecendo em uma parcialidade corporal que, vivenciada pelas sensações e doenças até o momento, cumpriam sua função de manter excluída da consciência as fortes emoções. Visíveis a nosso olhar estavam somente suas vivências psicossomáticas.

Assim, podemos concluir que a paciente não era difícil, pois suas vivências psicossomáticas, mesmo as que ameaçam sua vida biológica, estavam – é verdade que de forma paradoxal – a serviço da luta pela sobrevivência psíquica, sobrevivência que elege e impõe uma abertura ao universo pré-simbólico não-verbal, em que o sentir é parte da autocura.

Hoje Sandra é uma artista plástica de sucesso, encontrou na pintura e na escultura uma parceria na criação como criatura e um caminho para a sua autocura.

Referências bibliográficas

ALMEIDA, Wilson Castello de. *Formas do encontro: psicoterapia aberta*. São Paulo: Ágora, 1982.

______. *Psicoterapia e método*. V Congresso Brasileiro de Psicodrama. 1986. Caldas Novas, Goiás.

ANZIEU, Didier. *O Eu-pele*. São Paulo: Casa do Psicólogo, 1989.

BERGSON, H. *Matiere et memóire: essai sur la relacion du corps à l'espirit*. Paris: Félix Alcan, 1921.

CAMPOS, Érico Bueno Viana; COELHO JR., Nelson Ernesto. "O conceito de alucinação em Merleau-Ponty: aspectos clínicos e psicopatológicos". *Revista Latino-Americana de Psicopatologia Fundamental*, v. V, n. 2, p. 13, jun. 2002.

CARMO, Paulo Sergio do. *Merleau-ponty: uma introdução*. São Paulo: Educ, 2000.

CARMO, Paulo Sergio do; COELHO JUNIOR, Nelson. *Merleau-Ponty: filosofia como corpo e existência*. São Paulo: Escuta, 1991.

DIAS, V. R. C. S. *Análise psicodramática: teoria da programação cenestésica*. São Paulo: Ágora, 1994.

______. *Psicodrama interno*. 1980. Trabalho apresentado no II Congresso Brasileiro de Psicodrama, Canela, Rio Grande do Sul.

______. *Sonhos e psicodrama interno na análise psicodramática*. São Paulo: Ágora, 1996.

EPINAY, Michele Salived. *Groddeck: a doença como linguagem*. Campinas: Papirus, 1988.

FONSECA FILHO, J. S. *Psicodrama interno*. 1980. Trabalho apresentado no II Congresso de Psicodrama, Canela, Rio Grande do Sul.

FREIRE BARTOLO, M.; CHRISTINA, A. *Curso de psicossomática com abordagem psicodramática – Somatodrama*. 1989. Material apostilado do curso de somatodrama, São Paulo, São Paulo.

______. "Psicossomática e psicodrama: artigo de revisão". *Revista Brasileira de Psicodrama*, v. 2, fascículo II, 1994, p. 61.

______. "Uma contribuição psicodramática às vivências psicossomáticas". *Revista da Febrap*. Ano 6, n. 2, São Paulo, 1994, p. 24.

______. *Somatodrama – Pensar, sentir, perceber uma integração possível no processo da criação. Dinâmica energética do psiquismo*. (Monografia.) São Paulo, 1999.

______. *O corpo reflete seu drama: somatodrama com abordagem psicossomática*. São Paulo: Ágora, 2000.

GUIR, Jean. *A psicossomática na clínica lacaniana*. Rio de Janeiro: Jorge Zahar, 1988.

KIVINIEMI, P. "Emotions and personality in rheumatoid arthritis". *Scand J. Rheum*, 6, suppl. 18, 1997.

KREINHEDER, Albert. *Conversando com a doença: um diálogo de corpo e alma*. São Paulo: Summus, 1993.

LACAN, Jacques. *Escritos*. Rio de Janeiro: Jorge Zahar, 1998.

LEWIS, Howard R. *Fenômenos psicossomáticos: até que ponto as emoções podem afetar a saúde*. Rio de Janeiro: José Olympio, 1984.

LOWEN, Alexander. *Medo da vida*. São Paulo: Summus, 1986.

MACDOUGALL, Joyce. *Teatros do corpo*. São Paulo: Martins Fontes, 1996.
MARTIN, Eugenio Garrido. *Psicologia do encontro: J. L. Moreno*. São Paulo: Ágora, 1996.
MENEGAZZO, Carlos Maria. *Umbrales de plenitud*. Buenos Aires: Fundación Vínculo, 1991.
MERLEAU-PONTY, Maurice. *Fenomenologia da percepção*. São Paulo: Martins Fontes, 1994.
______. *Merleau-Ponty na Sorbonne: resumo dos cursos: 1949-1952*. Campinas: Papirus, 1990.
MORENO, J. L. *As palavras do pai*. Campinas: Editorial PSY, 1992.
______. *Psicodrama*. São Paulo: Cultrix, 1975.
______. *Quem sobreviverá*. Goiânia: Dimensão, 1992, v. 1, 2 e 3.
NAFFAH NETO, A. *Psicodramatizar: ensaios*. São Paulo: Ágora, 1980, p. 7-8.
______. *Psicodrama: descolonizando o imaginário*. São Paulo: Brasiliense, 1979, p. 197-232.
PERAZZO, S. *Memória corporal – Sistema e conflito em psicoterapia psicodramática*. 1977. Trabalho apresentado no XIII Congresso de Neuropsiquiatria e Higiene Mental, Curitiba, Paraná.
RAMOS, Denise Gimenez. *A psique do corpo: uma compreensão simbólica da doença*. São Paulo: Summus, 1994.
REICH, Wilhelm. *A função do orgasmo*. São Paulo: Brasiliense, 1990.
SAPIR, M. *Aspect sociologique médicine psycosomatique*. Paris: Expansion Scientifique Française, 1960.
SCHANAKE, Aoriana. *Los diálogos del cuerpo*. Santiago: Editorial Cuatro Vientos, 1995.
STRUSBERG, R. M.; BAZAN, B. F. "Sicodrama en um grupo de pacientes com artritis reumatoidea". *Cuadernos de Psicoterapia*. Buenos Aires: Genitor, 1979, p. 114, 118, 119, 121.
UBER, Martin. *¿Qué es el hombre?* México: Fondo de Cultura Económica, 1964.
WAINTROB NUOEL, Benjamin. *Moreno e o hassidismo: princípios e fundamentos do pensamento filosófico do criador do psicodrama*. São Paulo: Ágora, 1994.
WATZLAWICK, P.; JACKSON, D. *Pragmática da comunicação humana*. São Paulo: Cultrix, 1967, p. 72.
WILBER, Ken. *Transformação da consciência*. São Paulo: Cultrix, 1999.

Christina Freire

Psicóloga. Professora e supervisora em Psicodrama credenciada pela Federação Brasileira de Psicodrama – Febrap. Criadora e coordenadora do Somatodrama – Grupo de Estudo em Psicossomática e Psicodrama. Coordenadora e docente do curso de Extensão Universitária Psicossomática e Sexualidade do Isexp – Faculdade de Medicina do ABC – SP.
E-mail: somatodrama@ajato.com.br

4. As turbulências no mundo interno do cliente travado

Heloisa Junqueira Fleury

Introdução

Há algum tempo, uma colega me telefonou dizendo que havia encaminhado uma pessoa para psicoterapia. Agradeci a indicação e ela respondeu, quase que se desculpando, que eu não ficasse entusiasmada, pois a cliente era uma pessoa muito difícil. Acrescentei estar satisfeita, além de grata, pois tinha certeza de que se essa pessoa estivesse bem, colaboradora e criativa, provavelmente não precisaria de meus serviços. Eu estava me preparando para um percurso difícil, caracterizado por passos cuidadosos na construção de um espaço que possibilite uma progressiva aproximação mútua até os primeiros encontros criativos.

Travamentos geralmente refletem a paralisia provocada por fortes sentimentos de vergonha. Pretendo ressaltar o impacto da vergonha, principalmente em mulheres, apresentando alguns exemplos de intervenção. Pretendo também discutir alguns referenciais para um manejo criativo dessas formas singulares de expressão do estado interno, considerando as dificuldades do psicoterapeuta em manter a condição transformadora do processo psicoterapêutico nesses momentos delicados, em que qualquer avanço ou recuo indevido pode causar muito sofrimento e prejuízo incalculável para a relação terapêutica.

Um processo psicoterapêutico transformador

A metodologia psicodramática considera o psicodramatista um agente de transformação social, tendo Moreno utilizado da teoria do momento para definir a posição desse agente para a promoção de uma relação transformadora (Almeida, 2006; Fleury, 2002). A categoria do momento do ato criador destaca um instante transformador na experiência compartilhada pelos participantes, vivenciada em níveis co-consciente e co-inconsciente. Na prática psicoterapêutica, esse instante vivenciado constitui a matriz do processo de criação e transformação dos papéis.

Wolberg (1967) agrupa as abordagens psicoterápicas em três grandes grupos, de acordo com o objetivo proposto:

1. *Psicoterapias suportivas*: buscam recuperar rapidamente o equilíbrio emocional do paciente, a melhora dos sintomas e garantir um funcionamento próximo da normalidade.
2. *Psicoterapias reeducativas*: buscam promover modificações nas relações interpessoais, visando reajustamento ao ambiente; quando necessário, modificar metas do sujeito; quando possível, auxiliar o paciente a utilizar suas potencialidades subaproveitadas. Assinala que, independentemente de uma abordagem com objetivo de reconstruir, para muitos pacientes esta é a melhor indicação, na medida em que promove o resultado possível para essas pessoas.
3. *Psicoterapias reconstrutivas*: buscam o desenvolvimento psíquico, apoiadas na reestruturação da personalidade e não apenas na melhora sintomática ou adaptativa.

Analisando essa classificação, identificamos, na utilização de medicamentos de última geração e de algumas terapias alternativas, exemplos de práticas suportivas com maior resolutividade no que se refere ao alívio de tensões e à melhora de sintomas, com uma série de limitações no que se refere às possibilidades de desenvolvimento de recursos pessoais.

Nesse sistema classificatório, Wolberg situa o psicodrama entre as psicoterapias reeducativas, considerando seu aspecto educacional e de desenvolvimento de papéis. Esses são os objetivos do psicodrama aplicado (pedagógico, socioeducacional) na saúde social, que visa à otimização de recursos dos indivíduos, grupos e comunidades, assim como ao desenvolvimento das potencialidades dos indivíduos e dos grupos, e também do psicodrama terapêutico aplicado na saúde pública, em instituições e com a parcela da população cujos recursos pessoais permitem beneficiar-se de uma psicoterapia reeducativa.

Consideramos, porém, que o psicodrama psicoterapêutico caracterizado por uma vivência em que duas subjetividades se inter-relacionam, compartilhando e promovendo a atualização de um projeto de transformação, criação, desenvolvimento e ampliação de recursos próprios, poderia ser identificado como psicoterapia reconstrutiva.

O psicodrama psicoterapêutico transformador é aqui definido como processo em que o psicoterapeuta está atento aos conteúdos manifestos que o cliente relata, aos fatos, pensamentos e situações de seu cotidiano, assim como ao sentido latente que vai se revelando em tema protagônico, expressão do co-inconsciente. Considerando que a experiência vivida na sessão é uma construção conjunta, o psicoterapeuta contribui com os conteúdos ou significados que vão se produzindo em seu mundo interno, provocados pela expressão do cliente e relevantes para o processo psicoterápico. Essas intervenções, por meio de recursos verbais ou de ação, promoverão novas expressões no cliente e ambos criarão novos olhares e escutas sobre a experiência vivida, em uma contínua construção de momentos que serão apreendidos e, dialogicamente, recriados.

No cliente travado, o primeiro impedimento a ser considerado é o distanciamento em relação ao mundo interno, provocado muitas vezes por mecanismos de evitação de sentimentos. Um dos principais sentimentos evitados é a vergonha. Nessas condições, os clientes dificilmente expressam conteúdos verbalmente, dramaticamente ou de qualquer outra forma. A única apresentação possível é a desse estado empobrecido.

Outro aspecto importante refere-se ao modelo mais freqüente da prática psicoterapêutica psicodramática contemporânea, constituída geralmente por um processo bipessoal de longa duração, com uma a duas sessões semanais. As experiências compartilhadas nessa proposta podem ser grandes oportunidades para a abertura de novos olhares e a criação de instantes transformadores. No entanto, pelas dificuldades trazidas pelos clientes travados (e por outros não travados também), quando não devidamente manejadas, podem constituir novos impedimentos, bloqueando o projeto psicoterapêutico ou até mesmo precipitando seu rompimento.

O impacto da vergonha no cliente travado

Vergonha é uma forte emoção desencadeada por ações que levam à auto-exposição, caracterizada por pensamentos e sentimentos dolorosos provocados por uma auto-avaliação negativa, ou seja, a percepção de ser menos do que pensava ou esperava ser. Gans e Weber (2000) reconhecem uma vergonha saudável, que regula o comportamento da pessoa, garantindo auto-estima, valores e vínculos pessoais, podendo, assim, estimular progressos. No entanto, para uma pessoa com vulnerabilidades narcíseas, o sentimento de vergonha não elaborado manifesta-se com muita intensidade. A vergonha vem com dor e desconforto emocional intensos, às vezes associados à raiva, provocando um desejo forte de esconder-se. Trata-se de uma condenação global de si mesmo, associada a uma sensação de inadequação, de desvalia, de não ser bom, além da ameaça de perda do amor (caso o outro a conheça, de fato, em sua desvalia).

Segundo Lansky (2006), essa emoção envolve também uma aversão a ser visto, desejo de desaparecer, distanciamento do processo interpessoal e social que a desencadeou. O comportamento manifesto busca a evitação da vergonha, ocorrendo ansiedade antecipatória de um desastre social e fantasias da vergonha iminente.

Vergonha e culpa estão geralmente inter-relacionadas. Culpa resulta da violação de uma proibição, ou seja, uma transgressão ou omissão, envolvendo punição pela ação feita, pelo fracasso em fazer ou pelo que gostaria de ter feito. Já a vergonha tem uma função de agente de inibição para uma aspiração ou interesse (Lansky, 2006).

Trabalhando com grupos de mulheres (Fleury, 2006), observei a importância desse sentimento em momentos de desorganização e solidão. Segundo Hahn (1994), a experiência e a elaboração da sensação de abandono e de vazio que acompanham a vergonha desenvolvem a auto-aceitação nos membros dos grupos. A chave para isso é expor completamente a sensação de inadequação sem a condenação e rejeição que espera dos outros e de si mesmo. Um objetivo importante nesses processos terapêuticos é o desenvolvimento de auto-empatia, como um "eu" interno desempenhando função materna de acolhimento e permissão para uma atuação mais criativa nos relacionamentos.

Utilizo essas observações na aproximação inicial aos clientes travados, reconhecendo a importância do reasseguramento e da aceitação, para que se sintam validados, e permitindo a eles uma exposição maior de seus conteúdos internos.

O distanciamento do mundo interno – a construção de um espaço para aproximação

Recorte de uma sessão:

Depois de relatar o quanto era incompreendida pelos pais, sua busca incessante por acolhimento, suas referências a cuidados constantes para não ser inadequada, essa jovem paralisava todas as minhas tentativas de aproximação. Eu percebia que ela estava muito assustada, embora desejosa de uma aproximação. O temor de não-aceitação parecia estar desencadeando sentimentos de vergonha. Seria necessário ajudá-la a reconhecer seus pensamentos, sentimentos, dar forma ao seu mundo interno por meio de um clima que a validasse e propiciasse um reconhecimento imediato do que estava sendo vivenciado por mim e por ela.

Começo falando de seus pensamentos apertados e de outros mais leves (tomo um barbante e faço um bolo fechado seguido de um bolo bem solto). Ela me ajuda dizendo que seus pensamentos são sempre apertados. Continuo dizendo que essa intensidade talvez pudesse ser expressada pelas cores, que poderíamos conhecê-la de outras formas...

Pego um papel grande branco, tintas, barbante e cola e sugiro a construção de seus pensamentos por meio do barbante e das cores. Ela escolhe cola colorida e começa a colar amor/paixão, seguida de tristeza, talvez já expressando como se contrapunham as emoções dentro dela. Começo a perceber que intuitivamente havia uma relação entre as cores básicas e a mistura delas. Aos poucos ia surgindo um sentido, o que a deixou encantada: naquele momento, seus sentimentos eram reconhecidos, aceitos, abrindo espaço para reconhecer seus recursos mais intuitivos, saindo do estado de vazio e solidão. Fomos criando, por meio das cores, um espaço para começar a conversar sobre os sentimentos de exclusão e a dificuldade de sentir um espaço seu.

Nessa sessão, incorporei ativamente o papel de facilitadora da nossa comunicação. A vergonha e o medo de não ser aceita e reconhecida na sua singularidade poderiam ser fonte de travamento para nós duas, principalmente se eu permanecesse aguardando conteúdos mais explícitos.

Referenciais para uma prática transformadora

Um dos principais pontos de atenção para com o cliente travado refere-se ao modelo relacional proposto.

Recorte de uma sessão:

Com uma jovem, ainda na fase inicial de seu atendimento, frente a um silêncio desconfortável, coloquei um boneco representando a mim mesma e busquei indícios de confirmação na escolha de outro para representá-la. Peguei um barbante para demarcar bolas sobre os dois bonecos, inspirada pelas histórias em quadrinhos em que a fala/pensamento do personagem é colocada em balões acima das figuras. Conversava sobre os meus pensamentos, sobre os dela (?), que iam se delineando aos poucos. Conversava, inspirada na técnica do duplo, sobre a nossa relação e a constituição daquele encontro único. Gradualmente, ela pôde ir ampliando a participação na identificação de seus pensamentos, sentimentos, movimentos internos, no reconhecimento de si mesma em relação a outra pessoa.

As neurociências têm confirmado a importância da experiência na aprendizagem. Pesquisas demonstraram que o meio e a história do indivíduo inscrevem-se nas redes de neurônios, nas estruturas histológicas e funcionais, apoiando a noção de que o ser humano apresenta uma integralidade funcional somática, psíquica, interpessoal e cultural.

O travamento dessa cliente era muito angustiante para ela e para mim, ainda mais no início do processo psicoterapêutico. Fui identificando um convite para relacionarmo-nos segundo o modelo "alguém sabe e conduz; alguém não sabe e segue/reage". Embora parecesse mais fácil encaminhar uma pesquisa de situações de vida, assumir uma posição investigativa ou educativa, eu estaria repetindo um modelo conhecido – aliviaria a tensão –, mas ele não seria transformador. Voltar o foco para o modelo relacional construído por nós duas possibilitou o surgimento gradual de conteúdos mais verdadeiros. Foram experiências inéditas de contato com os movimentos internos dela, abrindo espaço para a ampliação de seu próprio reconhecimento.

Um risco que o psicoterapeuta corre é identificar como acolhimento e aceitação uma postura que pode estar substituindo o contato com a angústia, com a agressividade, por aspectos menos conhecidos da experiência emocional. Utilizar recursos no manejo da situação terapêutica para evitar a angústia, o contato com a dor psíquica e com a responsabilidade ontológica de cada um pode impedir o cliente de desenvolver a capacidade de suportar a tensão e de vivenciar as condições necessárias para o desenvolvimento psíquico, abrindo-se então a novas possibilidades de aprendizagem com a experiência.

Outro referencial importante para a prática transformadora é a postura aberta do psicoterapeuta para a experiência vivenciada.

Recorte de uma sessão:

Na maioria das sessões com essa paciente, íamos as duas tateando em busca de significados. Eu reconhecia minha expectativa em avançar, em conseguir trabalhar com mais profundidade questões ligadas à auto-imagem, à sua dificuldade em lidar com as mudanças corporais, às ansiedades sobre sua sexualidade e ao desenvolvimento. Esses elementos estavam presentes em cenas com jovens mais "amadurecidos", que eram criticados ou desdenhados. Reconhecer minha ansiedade foi importante para aguardar o movimento de contato dela, permitindo que caminhássemos juntas, construindo gradualmente reentrâncias em seu mundo interno.

Almeida (2006) traz uma contribuição importante ao discutir a inserção do psicodrama entre as psicoterapias que utilizam o método fenomenológico-existencial. Descreve a atitude "ingênua", necessária para a emergência do fenômeno: indaga, ouve, vê, percebe, sente, voltado para o cliente e para si mesmo. Faz uso da intuição, abre-se à relação intersubjetiva, utiliza a intencionalidade para integrar-se na experiência que vai apreendendo.

Em supervisões, observo muitos psicodramatistas conduzindo o diálogo/aquecimento de acordo com o método explicativo-causal. Com essa prática, eles perdem as inúmeras "pistas" que surgem naturalmente desde o primeiro instante da sessão, expressando ao vivo o padrão relacional do cliente, atualizado na relação com o psicoterapeuta. Essas pistas podem ser ampliadas ao serem consideradas o foco da sessão, possibilitando o instante transformador. Perdê-las pode significar a evitação de um sofrimento psíquico expresso nas "entrelinhas".

Andersen e Goolishian (1998) descrevem a posição do não saber proposta pelos construtivistas sociais, que busca os sentidos que vão sendo criados e vivenciados na inter-relação. Descrevem a conversação terapêutica como um entrecruzamento de idéias, recriando sentidos num processo evolutivo de dissolução de problemas. Nesse referencial, a mudança terapêutica apóia-se no poder transformador da narrativa, criada e recriada na inter-relação. A participação do terapeuta é grande, co-desenvolvendo dialogicamente com o cliente novos sentidos, novas realidades e novas narrativas, no papel de ser informado pelo cliente, atento à conversação interna e à externa, curioso e aberto a novos sentidos (em oposição a opiniões e expectativas preconcebidas).

Na relação terapêutica muitas vezes o psicoterapeuta identifica pensamentos, fantasias, sensações, alguma manifestação interna que sinalize suas crenças pessoais. Um risco nesse momento seria utilizar dos recursos verbais ou de ação para "encaminhar o cliente para uma atitude mais adequada". Embora seja essa a intenção, poderíamos considerar esse manejo da sessão um exemplo de uma posição moralista que inviabilizaria a transformação. Na medida em que os seres humanos desenvolvem modelos relacionais condizentes com seus recursos pessoais, um processo transformador é muito mais complexo que decisões de mudanças.

Outra possibilidade de manejo inadequado, utilizado muito provavelmente numa tentativa de evitar a angústia desencadeada pelo vazio do cliente travado, é propor dramatizações desprovidas de um significado mais verdadeiro da experiência vivida, estando mais a serviço do alívio da dupla.

O processo transformador implica uma posição que promove a validação da singularidade de cada cliente, na medida em que ambos participam colaborando numa co-criação, que vai evoluindo em espaço facilitado e criado pelo terapeuta.

Em processos de longa duração, a identificação de novos elementos na convivência cliente–psicoterapeuta pode ser facilitada pelo reconhecimento da comunicação simbólica e/ou não-verbal.

Recorte de uma sessão:

Em determinada sessão identifiquei um olhar furtivo, levemente divertido. Fomos conversando sobre o olhar e abrindo campo para falar sobre caminhos que eu tomava e que não eram sintônicos aos dela, para brincar sobre nossos caminhos, sobre as diferenças, sobre a nossa co-responsabilidade pelos caminhos, sobre a riqueza das diferenças. A minha ansiedade parecia estar levando-me a ir em frente, a avançar em demasiado o sinal. Estaríamos compartilhando, em estado co-inconsciente, da necessidade de evitar o sofrimento com a espera de um caminho desconhecido, imprevisível, de evitar a angústia com a possibilidade de surgir algum conteúdo mais assustador? Durante certo tempo essa evitação foi importante para que a cliente suportasse a experiência terapêutica, viver essa abertura relativa, mas gradualmente foi tornando-se um impedimento para o reconhecimento de nossas diferenças e para seu processo de diferenciação. Clarear um leve indício, surgido por meio de um sinal corporal, abriu-nos um importante canal de comunicação.

No psicodrama, a comunicação não-verbal é valorizada como importante fonte de informações para o ego auxiliar na ação dramática, e até mesmo para o psicoterapeuta, quando identifica diferenças entre o que está sendo dito e a expressão corporal, gestos, mudanças na voz etc.

Por outro lado, na prática psicoterápica processual, além dos fenômenos transferenciais e contratransferenciais mais conhecidos, ocorrem também comunicações corporais, algumas vezes corroboradas por conteúdos verbais que envolvem psicoterapeuta e cliente. Ambos reagem, alterando o padrão de relacionamento terapêutico, num comportamento motivado por conteúdos em estado co-inconsciente.

Essa situação pode ser reconhecida na supervisão, ou mesmo no processo psicoterapêutico do psicoterapeuta. Quando trabalhada, enriquece e promove o desenvolvimento do projeto psicoterapêutico do cliente. Pode até mesmo tornar-se cena de uma qualidade afetiva potencialmente transformadora. Por outro lado, a manutenção dos conteúdos em estado inconsciente para a dupla terapêutica pode comprometer o aspecto transformador da experiência psicoterapêutica.

Esse fenômeno foi discutido por Jacobs (2001), um psicanalista que denominou o conceito de *enactment*, valorizando os fenômenos interacionais, principalmente aqueles em que o psicanalista é um participante. Esse conceito refere-se ao impacto da comunicação em estado inconsciente, manifestando-se por meio de comportamentos não-verbais, algo como uma dramatização não-verbal, não reconhecida, que envolve a dupla.

Jacobs relata experiências confirmando que o cérebro registra e guarda todas as informações recebidas. Constata também que não só recebemos e reagimos a muito mais do mundo que nos cerca do que percebemos, como inconscientemente comunicamos aos outros muito mais do que o que conhecemos. Refere-se a experiências com percepção subliminar, destacando o papel que esse fenômeno desempenha na relação terapêutica. Muito mais do que é registrado na percepção consciente é percebido pelo paciente e pelo analista e transmitido na relação. Geralmente, essas percepções subliminares aparecem em sonhos e devaneios, no conteúdo de fantasias, ou são expressas dentro ou fora da sessão, em formas sutis e freqüentemente não-verbais.

Para Jacobs, formas mais óbvias envolvendo fenômenos transferenciais ou contratransferenciais são mais facilmente percebidas e trabalhadas, enquanto as quase imperceptíveis (mudanças leves na atitude, movimentos corporais, expressões faciais, afetos, tons de voz) muitas vezes influenciam a relação, pois provocam reações a essas experiências compartilhadas sem o conhecimento dos envolvidos. Quando permanecem por muito tempo, influenciam fortemente o processo psicoterapêutico.

Com o cliente travado, o risco é o desenvolvimento de um acordo mútuo, em estado co-inconsciente, de evitação de determinados conteúdos potencialmente sensíveis e ameaçadores. Muito provavelmente, esses seriam os conteúdos mais importantes para o desenvolvimento emocional do cliente.

O psicodramatista da pós-modernidade

No início do século XX, Moreno desenvolveu as bases filosóficas do psicodrama, fundadas na visão de homem em relação, de intersubjetividades relacionando-se por meio dos papéis, conseqüentemente em processo contínuo de influências mútuas. Suas proposições metodológicas, voltadas para o homem inserido num contexto sociocultural, com o qual mantém uma interação compartilhada em estado co-consciente e co-inconsciente, colocam-no entre os precursores da revolução paradigmática do final do século, promotora de grandes transformações na sociedade, características da pós-modernidade.

A maioria das práticas psicoterapêuticas contemporâneas baseia-se no novo paradigma, considerando que todo conhecimento resulta do intercâmbio social e, portanto, da interdependência das pessoas. O psicoterapeuta da pós-modernidade busca a construção conjunta das transformações (Grandesso, 2000).

A pós-modernidade trouxe a abertura para a diferença, para o novo, a valorização da singularidade e da complexidade. Trouxe também grandes reflexos na sociedade, decorrentes do desconforto gerado pela inexistência de certezas, substituída pela incerteza, pelo imprevisível e pelo desconhecido. A sociedade pós-moderna tenta, por meio de inúmeras estratégias, evitar o sofrimento, buscando soluções imediatas e prontas. A experiência emocional muitas vezes é esvaziada de significados mais consistentes, decorrentes de uma dificuldade acentuada de interiorização e de um pensamento mais reflexivo. Essas condições têm se refletido em uma dificuldade acentuada de o cliente colocar-se como responsável pelo seu desenvolvimento psíquico. Ao contrário, muitas vezes ele procura a psicoterapia em busca de respostas prontas e alívio imediato para a angústia.

Essas condições desfavoráveis da pós-modernidade refletem-se no social e, conseqüentemente, influenciam tanto o psicoterapeuta quanto o cliente. Se o cliente chega desmotivado para um maior comprometimento com o processo psicoterapêutico, o desafio para o psicodramatista consiste em manter o objetivo transformador do processo psicoterapêutico psicodramático, mesmo quando pressionado (pelo cliente e/ou por si mesmo) para uma resolução e/ou alívio imediatos.

O primeiro cuidado do psicodramatista é reconhecer sua própria angústia para poder aproximar-se mais das expressões do sofrimento psíquico criadas pelo cliente travado.

Conclusão

Com estas considerações, concluo que o transformador num processo psicoterapêutico é sua condição de experiência humana viva, com significado, intensa para os envolvidos, em contínua mudança. Nessa condição, é natural que as subjetividades dos envolvidos interajam, e que haja uma influência mútua (Moreno, com o conceito de papel, define essa inter-relação). O importante é trazer o foco para os fenômenos produzidos pelos dois para que sejam reconhecidos, estando o psicoterapeuta psicodramatista disponível para reconhecer sua participação sempre que possível, cuidando para não esterilizar a relação, comprometendo seu papel de psicoterapeuta. A auto-reflexão sobre a própria prática é condição essencial para um desempenho criativo desse papel.

Referências bibliográficas

ALMEIDA, W. C. *Psicoterapia aberta: o método do psicodrama, a fenomenologia e a psicanálise*. São Paulo: Ágora, 2006.

ANDERSEN, H.; GOOLISHIAN, H. "O cliente é o especialista: a abordagem terapêutica do não-saber". In: MCNAMEE, S.; GERGEN, K. J. *et al*. *A terapia como construção social*. Porto Alegre: Artes Médicas, 1998.

FLEURY, H. J. "Grupo de mulheres". *Revista Brasileira de Psicodrama*. 2006, 14(1): 121-30.

_____. "Filosofia do momento na prática psicodramática". *Revista Brasileira de Psicodrama*. 2002, 10(1): 149-51.

GANS, J. S.; WEBER, R. L. "The detection of shame in group psychotherapy: uncovering the hidden emotion". *International Journal of Group Psychotherapy*. 2000, 50(3): 381-96.

GRANDESSO, M. *Sobre a reconstrução do significado: uma análise epistemológica e hermenêutica da prática clínica*. São Paulo: Casa do Psicólogo, 2000.

HAHN, W. K. "Resolving shame in group psychotherapy". *International Journal of Group Psychotherapy*. 1994, 44: 449-61.

JACOBS, T. J. "Unconscious communications and covert enactments: some reflections on their role in the analytic situation". *Psychoanalysis Inquiry*. 2001, 21(1): 4-23.

LANSKY, M. R. "Introductory remarks". *Shame Symposium* [Annals]. Chicago, 2006.

WOLBERG, L. R. *The technique of psychotherapy*. Nova York: Grune & Straton, 1967.

Heloisa Junqueira Fleury

Psicóloga, Psicodramatista Didata Supervisora pela Febrap – Federação Brasileira de Psicodrama. Mestre pela Faculdade de Medicina da Universidade de São Paulo – FMUSP. Docente no Departamento de Psicodrama do Instituto Sedes Sapientiae. Membro do Board da IAGP – *International Association for Group Psychotherapy and Group Processes*.

E-mail: hjfleury@uol.com.br

5. O paciente perfeito

Marcia Almeida Batista

Falar de como atender esse ou aquele paciente soa contraditório a tudo que ensinei até hoje a meus alunos e ao que, na minha visão, significa atender em psicoterapia. A psicoterapia deve ser o espaço do não-possível, da ruptura, do que é posto em questão, em suspensão ou suspeição, se assim preferirem. Ao atender dentro do referencial psicodramático que tem como eixo de ação o espontâneo-criativo, entendo que a psicoterapia deve abrir espaço para uma resposta à situação única daquela sessão.

Cada teoria, acompanhada de sua respectiva técnica, oferece-nos limites e parâmetros, e com base neles definimos maneiras de ultrapassá-los. Isso não significa apologia do intuitivo, da não necessidade de conhecer uma linha ou de adotar uma. Entendo, sim, que só quem domina seu instrumento de trabalho pode prescindir das técnicas conhecidas e criar. Já dizia Picasso: "Quando eu tinha 15 anos sabia desenhar como Rafael, mas precisei de uma vida inteira para aprender a desenhar como as crianças" (*apud* Barranco, 2007). Nós terapeutas devemos nos aprimorar durante toda a vida para, feito crianças, permitirmo-nos a entrada do novo, do não pensado e do inusitado.

Talvez seja por pensar dessa maneira que tenha optado por escrever sobre o paciente perfeito. Até porque cada um de nós tem em sua imaginação um sem-número de pacientes: os ideais, os difíceis e os temidos, que, aliás, são geralmente os de que mais se fala. Os chamados pacientes difíceis são aqueles que se rebelam contra o enquadramento técnico, assim como contra a indicação para a psicoterapia. Falo aqui dos que chegam à consulta por vontade própria e, ainda assim, afirmam que não gostam, tampouco concordam com a indicação de um tratamento psicoterápico. Em geral, depositam sobre nós sua oposição ao que conhecem, ou imaginam conhecer, sobre esse método de tratamento.

Buscando em minha experiência e na dos alunos que supervisiono há mais de 25 anos, penso que os claramente difíceis são aqueles que se recusam a se submeter às técnicas do terapeuta, não dramatizam, não deitam no divã etc. Há ainda os que faltam sistematicamente, recusam observações e interpretações do terapeuta, não trazem qualquer queixa aparente e os que estabelecem uma relação de confronto com a técnica e o terapeuta, criando uma dificuldade evidente, que leva o terapeuta experiente ou iniciante a se questionar e buscar soluções. Prova disso é que muitas dessas dificuldades já renderam livros com discussões teóricas e práticas nas mais diversas linhas. Em outras palavras, criam movimento, trazem o inusitado, levam o terapeuta a buscar supervisão, estudo e, algumas vezes, pesquisa. São, portanto, pacientes que impulsionam nosso crescimento e desenvolvimento.

O cliente que se comporta dentro do esperado sempre me pareceu o mais difícil, pois geralmente me faz dançar uma música há muito conhecida e na qual os passos são quase automáticos. O paciente perfeito encaixa-se em nossa teoria e nossa técnica, mas não cria a tensão do nunca vivido. Os papéis de cliente e terapeuta são vividos dentro do aprendido. O primeiro fala do que o preocupa, do que não sabe. O segundo explica, propõe dramatizações, interpreta. Cada um vive seu papel sem estranheza, sem abrir a possibilidade de um verdadeiro *encontro existencial*.

J. L. Moreno (1983) menciona que os relacionamentos se dão sempre por meio de papéis e que são mesclas de diferentes porcentagens de *scripts* sociais e pessoais. Assim também ocorre a relação entre cliente e terapeuta, ambos imersos numa cultura que dita comportamentos. O quanto esses papéis podem estar diferentemente desenvolvidos em terapeuta e paciente determinará a possibilidade de jogarem seus papéis de maneira espontâneo-criativa. Isso coloca-nos diante da necessidade de explicitar nossa noção de papel, espontaneidade e criatividade, mas não me deterei muito nessa discussão, uma vez que apenas desejo nortear o leitor quanto à posição teórica da qual falo.

Toda sociedade molda uma maneira com que nos relacionamos em determinadas circunstâncias, em relação a um papel complementar, que é histórica e culturalmente determinada. Podemos ver essas maneiras com base em como cada sociedade mostra-as em diferentes formas de comunicação. Um papel novo na sociedade que implica funções nunca antes exercidas faz que busquemos aproximações a outros assemelhados para o exercício do novo, até que se torne um consenso para determinado grupo, em determinada época e cultura. Essas determinações também são mutáveis. Mudam de acordo com as pessoas que as exercem, de forma a colocar sobre elas sua forma pessoal de integrar as diferentes vivências ao formar outros papéis.

Desde o advento da psicanálise, que trouxe pela primeira vez formas diferentes de entender determinadas dores humanas, criou-se um novo código para o papel de médico e paciente, uma nova forma de relação e, portanto, novos papéis. Assim, a literatura científica, bem como a popular e os meios de comunicação, passaram a referir-se a eles como analista e analisando – fato que influenciou a maneira de as pessoas que estavam nessas posições se relacionarem. Em nossa época, temos outras linhas teóricas, que trazem outras modificações e criam outros papéis ou adjetivam os existentes. Assim, temos, por exemplo: cliente, paciente e analisando.[1]

Nessa relação, cabe ao profissional dar a forma, sustentando-a em seu conhecimento teórico e técnico. Claro que o cliente, também inserido no contexto social, tem um modelo que julga ter de seguir e no qual deve atuar. Dependerá do estágio de desenvolvimento de cada um em seu papel o maior ou menor apego ao *script* determinado pela cultura. Temos acesso a esses papéis por meio da literatura científica e dos meios de comunicação, que popularizam e ajudam a defini-los. São mutáveis no tempo e na sociedade em que são vividos, por pessoas que podem viver de maneira mais criativa, sem desfigurá-los ou criar um novo.

Dessa forma, o que ocorre entre psicoterapeuta e cliente tem íntima relação com o que ocorre na sociedade. O cliente espera que o tera-

1 Não me detenho a discutir se devemos falar em cliente, analisando ou paciente, pois tal denominação dependerá da proposta terapêutica, mudando então não somente o nome, mas o contexto e a proposta.

peuta possa interpretar seu comportamento, dar sentido ao que sente, descobrir coisas sobre si que nem mesmo ele sabe, e assim por diante.

As teorias psicológicas tendem a levar os indivíduos a responsabilizarem-se pelo seu processo e tornarem-se capazes de lidar consigo mesmos. Cada teoria tem um método de ação, uma porta de entrada. Em termos morenianos, cada um dos elementos desse vínculo psicoterápico vem com um projeto dramático que dependerá da atuação de suas ações. A atuação dentro desse projeto dramático insere-se em um contexto, com determinados papéis, e implicam uma noção de aqui e agora que se efetiva por meio de um aquecimento para o exercício da ação em questão. O *projeto dramático* em geral fala de uma angústia ou ansiedade que julga se sentir incapaz de realizar em relação ao esperado pela sociedade. Busca o que deve ser feito, fazendo-o da melhor maneira possível. Por meio da terapia, o comportamento pode ser mudado, mas não o sentido (já que deseja o mesmo), tampouco a referência, que permanece fora.

Sendo as pautas desses papéis terapeuta, cliente/paciente presentes na cultura em que ambos estão inseridos, o cliente pode exercer o papel de maneira pouco espontânea e criativa, mas perfeitamente dentro do esperado pelo terapeuta. Fala de si, aceita as interpretações, deita-se no divã, chega no horário, dramatiza quando solicitado, só falta em circunstâncias extremas e, sempre que possível, elogia o terapeuta. Claro que quando tudo isso é vivido de forma caricata o terapeuta se sente como que colocado em um clima de artificialidade que faz que se interrogue sobre o que ocorre.

Entretanto, como acontece em tantas outras situações da vida, encontramos pessoas que aprenderam como camaleões a mimetizar o clima, o ambiente e, portanto, a atuar de acordo com o esperado. Já não o fazem com o intuito de enganar ou seduzir, apenas não sabem mais fazer de outra maneira. Em especial para o terapeuta iniciante, esse cliente pode ser uma benção, pois tranqüiliza-o em sua atuação, não o assusta, as sessões transcorrem sem percalços. Tudo se passa como já foi dito, como se fossem bons atores de uma peça muito ensaiada. Passam-se às vezes anos antes que se perceba que não se está fazendo terapia.

Não creio que esses sejam encontros maléficos ou que não proporcionem mudanças. Essas pessoas sentem-se ouvidas, respeitadas, pouco exigidas e, portanto, podem dar-se ao luxo de ensaiar novos comportamentos. Sabe-se que encontros emocionalmente significativos, independentemente da linha psicoterápica escolhida, geram mudanças concretas. Esse espaço, no entanto, gera mudanças cada vez mais raras depois de um determinado tempo. São encontros que criam laços de afeição, e interrompê-los provoca um rompimento afetivo doloroso. Transformam-se, então, em processos intermináveis. Do ponto de vista do terapeuta, pergunto-me o quanto essas situações ajudam-no a crescer em seus papéis profissional e pessoal.

O processo terapêutico deve abrir novas perspectivas, possibilitar que a transformação do indivíduo realmente se faça nos diferentes níveis possíveis na forma de pensar, vivenciar e agir. Os terapeutas em geral conhecem a técnica, sabem executá-la, mas, assim como seu cliente, parceiro nessa empreitada, também têm como referência a cultura em que estão inseridos. Ambos podem temer o novo e buscar reassegurar um ao outro que estão fazendo o que deve ser feito.

Com base nessa idéia temos, do ponto de vista da psicoterapia, a possibilidade de dar ao cliente um espaço em que possa vivenciar plenamente o papel que escolheu ou pelo qual foi escolhido para se relacionar. Do lado do terapeuta, a possibilidade de lançar mão do *role playing*, em que vivencie o papel no contexto dramático, permite-lhe perceber de que maneira incorporou as pautas sociais na função que exerce.

Para dominar nosso instrumento de trabalho é preciso que se saiba qual a postura filosófica que nos leva a realizar um atendimento e escolher uma linha em psicoterapia. Minha escolha pelo psicodrama se fez por meio da postura de Moreno de não dizer o que é certo ou errado, mas de buscar entender como ocorre a relação, o que a determina e o que a torna mais duradoura e prazerosa. Isso inclui não só nossa postura para com os outros, mas com todo o cosmo pelo qual somos co-responsáveis.

A co-responsabilidade não implica igualdade, mas implica cada um exercer com responsabilidade as atribuições que lhe são conferidas pelo papel, no contexto no qual este é exercido. Não basta conhecer as regras de funcionamento, é preciso ser capaz de compreendê-las, assim como o contexto no qual foram propostas, para agir com espontaneidade a cada momento. Na relação com os clientes, essa é uma postura que nos faz ir além dos diagnósticos fechados, sem prescindir deles: olhar, ouvir e sentir o grupo ou o cliente no instante em que realizamos a psicoterapia. Hoje, várias outras linhas advogam posturas parecidas com essas. Nem sempre, porém, é fácil ir além da falsa comodidade do saber. Tendo a preocupar-me muito mais com o cliente que não transgride, não testa limites, confirmando o que penso e aceitando o que proponho.

Ao enfatizar o *acting out*, Moreno valoriza a possibilidade de rompimento das estratégias previstas tanto pelo paciente quanto pelo terapeuta. É por meio desse rompimento que cliente e terapeuta podem, de fato, perceber um ao outro. Contudo, devemos elaborá-lo no contexto em que ambos se encontram, validando a humanidade presente em cada um dos elementos do vínculo. É preciso que tenhamos o sobressalto da descoberta para que uma psicoterapia se realize, ainda que temendo enfrentar o medo da mudança.

Tudo isso não se refere apenas ao papel de terapeuta, mas a uma maneira psicodramática de colocar-se no mundo. Em cada contexto é necessário conhecer as regras e limites, bem como as pautas dos papéis que se possa exercer, aquecendo-se para realizá-los. Sabendo, como diz Moreno, que nunca existirá uma segunda vez, sempre será a primeira. E o que significa isso em termos práticos? Significa que, ao buscar inserir nosso cliente nessa ou naquela categoria, tentando fazê-lo comportar-se dessa ou daquela maneira, na verdade relacionamo-nos com o que aprendemos e nosso diálogo se estabelece com os mestres, livros e manuais, e não com o que ocorre à nossa frente.

Às vezes me parece que a cena tem como protagonistas os cânones, como se cada um a seu tempo repetisse para o outro o que encontra neles. Dessa forma, ao perguntar-nos por que agimos de determinada maneira, só poderemos responder: porque assim está escrito. O que, sem dúvida nenhuma, transfere a responsabilidade para a obra. Minha direção é norteada por Moreno, que trabalha com as prostitutas e vai ao encontro delas não para propor como devem se portar, o que devem mudar, mas para conhecê-las, fazer que explicitem suas necessidades e busquem suas saídas. Para que encontrem na força do grupo as respostas às suas questões. É também o Moreno do seinismo (Cukier, 2002) que propaga a necessidade de ser mais do que entender, que propugna a busca de uma relação verdadeira na ação, e não na teorização do objeto de estudo.

Assim, podemos validar com o cliente sua maneira de atuar no mundo, sem que tenha de se pautar apenas em *scripts* que não são de sua autoria. Saber apreender, do mundo em que vivemos, as regras e maneiras de relacionar-se e estabelecer relações de convívio e mudança, não porque nos opomos, mas porque entendemos seus denominadores coletivos e permitimo-nos colocar o que nos é particular e único. Essa, a meu ver, é a função da terapia.

O cliente que nada questiona perdeu sua capacidade de conectar-se com sua porção divina, sua capacidade de ser espontâneo-criativo. Ele faz da prática terapêutica um ritual religioso, em que é governado por um Deus fora de si. Moreno valida aqui tanto o objetivo, constante, definido e observável, quanto o subjetivo, que diz respeito a como cada um vivencia esse ou aquele fato, em um determinado momento.

A psicoterapia deve prover o espaço para expor vivências, mesmo que delirantes e no confronto com o outro, entendê-las e adequá-las ao mundo em que vivemos. Como afirma Ana Knobel (2004) em sua análise da prática moreniana, é preciso aproveitar a ruptura das regras que presidem o intercâmbio entre a realidade percebida e pensada pelo sujeito e a realidade comum, acessível aos demais. "Sê espontâneo", incitava-nos Moreno, e assim devemos agir não apenas nas situações em que não sabemos o que fazer, mas, principalmente, naquelas que pensamos conhecer.

Referências bibliográficas

BARRANCO, M. "Picasso e Alberti: amizade entre a pintura e a poesia". Disponível em: <http://www.leialivro.com.br/texto.php?uid=16447>. Acesso em 7 set. 2007.

CALVENTE, C. *O personagem na psicoterapia: articulações psicodramáticas*. São Paulo: Ágora, 2002.

CUKIER, R. *Palavras de Jacob Levy Moreno*. São Paulo: Ágora, 2002.

MORENO, J. L. *Fundamentos do psicodrama*. São Paulo: Summus Editorial, 1983.

KNOBEL, A. M. *Moreno em ato: a construção do psicodrama a partir das práticas*. São Paulo: Ágora, 2004.

Marcia Almeida Batista

Psicóloga, psicodramatista, professora da Faculdade de Psicologia da PUC-SP. Professora supervisora e terapeuta didata pela Federação Brasileira de Psicodrama – Febrap. Vice-presidente e diretora de ensino e ciência da Febrap. Coordenadora, professora e supervisora do curso de Psicodrama do Convênio SOPSP/PUC-SP, mestre em Psicologia Clínica pela PUC-SP.

6. O sentimento de vergonha na terapia com casais e famílias

Maria Amalia Faller Vitale

Não falei por vergonha. Tive vergonha de ela (mulher) contar para os outros. Eu sei que ela comentaria. Pensei que eu resolveria o problema do emprego primeiro e contaria depois. (Homem desempregado)

Tenho vergonha de tomar remédios. Vergonha de você (marido) e dos filhos. Tenho vergonha, é como se eu fosse sempre uma doente ou uma adicta. (Mulher que utiliza antidepressivos)

Acho que nós dois estávamos com vergonha de contar que há mais de doze anos não temos relações sexuais. Só tivemos no começo, bem no começo do casamento. (Casal)

Estou com vergonha de estar gorda, não ponho as roupas que quero. Estou mal, deprimida, com vergonha. (Mulher)

Tenho vergonha de levar meus amigos em casa e eles verem meu irmão tão esquisito. (Adolescente que possui um irmão com necessidades especiais)[1]

---

1 Exemplos criados com base na pesquisa sobre vergonha (Vitale,1994) que guardam semelhança com aqueles da prática clínica. Essa pesquisa fez parte da tese de doutoramento *Vergonha: um estudo em três gerações*. Estudou-se a vergonha por meio do processo de transmissão do mundo social entre gerações dos segmentos genericamente chamados médios.

A vergonha é um sentimento que tem sido pouco explorado nas terapias de casal e de família, mas que pode paralisar o processo terapêutico. Conhecer a vergonha, reconhecer suas implicações, perceber suas ressonâncias são desafios próprios do papel do terapeuta.

Este texto aborda aspectos teóricos relacionados à vergonha. Não se trata, porém, de reduzi-la a uma definição única e simplista, mas de fazer um esforço para delinear suas nuanças e seus aspectos principais e chamar a atenção para questões que esse doloroso e obscuro sentimento suscita no plano terapêutico.

Sentimentos

Nossa vida, no dia-a-dia, é guiada por afetos. Experimentamos continuamente sentimentos variados e, por vezes, contraditórios. Sentimos tristeza, mágoa, raiva, alegria, esperança e tantos outros sentimentos ao nos relacionar com as pessoas, com as "coisas" ou com as idéias nas diversas situações em que se apresentam. Esses sentimentos podem ser considerados simplesmente afetos positivos e negativos. Nossos movimentos são sempre guiados pela necessidade de ora nos aproximarmos, ora nos afastarmos desses extremos.

Entre os afetos de caráter positivo, incluem-se o amor, a amizade, a alegria, a esperança e muitos outros que demandam aproximação nas relações. Os afetos que despertam distanciamento apresentam conteúdo negativo e envolvem sentimentos como ódio, mágoa, tristeza, comiseração e vergonha. Com base nesses extremos, pode ocorrer um amplo leque de ambivalências, contradições, movimentos. Um sentimento pode revelar-se positivo em determinado contexto e negativo em outro. O ódio, por exemplo, afasta, mas também pode unir, como ocorre, por exemplo, em tantas disputas conjugais; o medo provoca a fuga, mas pode fortalecer a luta (Fonseca, 2003). Tais sentimentos adquirem, portanto, um modo passivo ou ativo. É possível que um esteja encobrindo o outro. O ódio, por exemplo, pode mascarar a dor do abandono, da rejeição, e assim por diante.

As emoções podem contagiar e engendrar ações coletivas, como acontece nos dramáticos casos de pânico ou de linchamentos. É por meio da emoção que o indivíduo perde o autocontrole e se funde na massa, sucumbindo, por exemplo, aos apelos das lideranças carismáticas. A raiz desse processo corresponde a um estágio psíquico primitivo, como mostra Wallon (1986). As emoções fazem parte do início de nossa vida psíquica. Segundo o autor, as emoções do recém-nascido estão diretamente ligadas aos estados de bem-estar ou mal-estar, ou ainda a necessidades advindas de tensões orgânicas ou de estímulos exteriores. É sob a influência do campo emocional que ocorrem as primeiras trocas com o outro. A reciprocidade estabelecida precocemente entre a criança e a mãe demonstra o caráter comunicativo das emoções. A vida emocional é a primeira esfera das inter-relações de consciência. As emoções constituem, ainda, uma forma de atividade e fazem parte do campo da construção da consciência.

Alguns autores procuram distinguir sentimento de emoção. Para Heller (1987)[2], a distinção básica entre afeto e sentimentos cognitivos situacionais (emoções) é que estes contêm um elemento vinculador, mesmo quando deles não emerge uma ação. Os afetos são universais, pertencem à espécie humana, ao passo que as emoções são culturais, históricas, apreendidas socialmente.

Neste texto, a conceituação de emoção e de sentimento adotada está baseada nas noções trabalhadas por Friedman (1992) mediante as idéias de Scherer e Ekman (1984):

> Por emoções, entendemos as alterações específicas do tônus visceral e esquelético em geral, passíveis de ser captadas pela observação. Tais manifestações têm um tempo relativamente curto de duração que varia de minutos a horas, dada a tendência de adaptação do organismo às situações. Por afetividade, sentimento, ânimo, humor ou estado de espírito, entendemos a articulação da emoção com a cognição e, a partir daí, com o contexto social onde o componente emocional pode permanecer em estado latente ou ser expresso de acordo com o julgamento do sujeito sobre as conveniências circunstanciais, e pode ter qualquer tempo de duração. (Friedman, 1992, p. 31.)

Assim, no sentimento coexistem o aspecto biológico e os aspectos cognitivo-situacionais, que ligam a pessoa, a ação e a sociedade. Sentir é estar vinculado com algo ou com alguém, no presente, no passado, no futuro, com um objeto concreto ou não. Implica aspectos conscientes e não conscientes – faz parte do estar no mundo.

---

2 Heller, na perspectiva filosófica, propõe a classificação de sentimentos impulsivos, afetos, sentimentos orientativos, emoções, sentimentos de caráter e de personalidade.

Não se está propondo aqui uma discussão exaustiva sobre o sentimento. O conceito adotado neste texto procura tão-somente levar em conta as perspectivas indicadas por Wallon (1986), Heller (1987) e Friedman (1992) no que tange a busca de uma unidade entre pensamento, sentimento e ação. Nesse sentido, evidencia-se o caráter expressivo e comunicativo dos sentimentos e das emoções.

Vergonha

No âmbito dos sentimentos, a vergonha representa de forma mais intensa a relação entre o homem e a sociedade, tendo desde as origens uma dimensão de ordem ética. É um sentimento diretamente vinculado às prescrições sociais e o que mais expressa a mediação do indivíduo com seu grupo.

> Afeto, emoção, sentimento ou paixão, a vergonha opera na transformação do homem natural em cultural, está no cruzamento central das coordenadas que definem o humano. (Harkot-de-la-Taille, 1999, p. 17.)

A vergonha é um sentimento visível, que faz que as pessoas fiquem ruborizadas, embaraçadas, desejem sumir, esconder o rosto com as mãos e desaparecer. Ela modifica a dimensão de tempo, porque desperta a sensação de que ele não passa ou provoca o desejo de que seja transposto rapidamente. Num episódio que envolve vergonha, o tempo é um limite, não há refúgio para o "eu", que espera superar esse momento. Com a vergonha, é impossível transcender aquela fração de tempo. O presente torna-se intransponível. Todo o "eu" está inteiramente envolvido no ato vergonhoso e é inundado por essa emoção.

A vergonha é também um sentimento moral inibidor, que restringe a ação, encolhe o corpo, produz silêncio. Torna as pessoas infantis, diminuídas, vulneráveis, sujeitando-as a riscos e impedindo-as de defender o que desejam. Pode manifestar-se em qualquer momento da vida. Surge, por exemplo, quando forças externas invadem o "eu", como nos casos de abuso físico, tortura, doença.

A vergonha pode superar, às vezes, a própria morte, como escreve Rushdie (1989) ao evocar Kafka na última frase de *O processo*: "Morreu como um cão". Nessa afirmação, mais forte que a própria idéia da morte é o estigma de uma morte vergonhosa. Mas ela também acompanha a vida, como a da personagem Sônia, prostituta de *Crime e castigo*, de Dostoiévski (2001): "Tímida, corando de humilhação, envergonhada de suas garridices de meretriz, a infeliz esperava com humildade que lhe fosse permitido despedir-se do pai".

A vergonha ainda se revela quando não existe correspondência entre as exigências e idealizações próprias e as dos outros com os quais há identificação. No romance de Laclos, *Ligações perigosas* (1973), a personagem da senhora de Tourvel vive a vergonha de perceber-se vulnerável ao amor que sente pelo Marquês de Valmont: "Envergonho-me dos meus sentimentos, e não do objeto que os provoca".

Na vergonha, não há temor pelo ódio, mas pela pena ou pelo mero desprezo do outro, o qual revela a insignificância que ela imprime a alguém. A humilhação, por sua vez, pode transformar-se em ressentimento ou ódio contra aquele que humilha diretamente pela vergonha ou que representa essa submissão (Vitale, 1994; Pinheiro, 2003; Gilligan, 2003).[3] Tal ressentimento também pode se voltar contra o próprio indivíduo.

A vergonha reveste para não deixar desnudar. Nesse sentido, protege as fronteiras do "eu" e funciona como uma defesa contra as violações desse "eu", ao mesmo tempo em que sinaliza para o outro as áreas que não devem ser invadidas. Ela confunde-se, em algumas situações, com o pudor. Bologne (1986) afirma:

> [...] o pudor nasceu em estreita correlação com a vergonha. [...] O pudor surge como uma vergonha antecipada, a recusa preventiva do que é considerado fraqueza ou ridículo. (Bologne, 1986, p. 21.)

O uso mais corrente do termo *pudor*, no entanto, remete ao pudor sexual e corporal, ainda que ele esteja integrado na dimensão mais ampla da vergonha. Contudo, seu significado só pode ser apreendido na vida social.

Na linguagem popular, o termo *as vergonhas* é modo de referir-se às partes sexuais do corpo. *As vergonhas* constituem o simbólico do prazer culpável, assim como representam o desejo domesticado.

---

3 Sobre esse tema, ver, em especial, Gilligan (2003), que discute a relação entre vergonha, culpa e violência. O autor destaca a importância dessa relação no mundo contemporâneo.

A imagem clássica da vergonha está presente nas figuras bíblicas de Adão e Eva após a culpa do pecado e a perda do Paraíso. Na obra-prima de Masaccio[4], Adão cobre o rosto com as mãos, e Eva esconde os seios e o sexo. Ambos são gestos de vergonha, marcados pelo simbólico da vergonha masculina e feminina: homem e mulher envergonham-se por códigos socioafetivos diversos, ainda que interligados.

A vergonha também pode indicar a reparação de uma falta ou remorso. Às vezes, ela surge associada à culpa: quando alguém diz que se envergonha por seus atos, está implicitamente se desculpando.

A cultura da vergonha é, portanto, a cultura da culpa.[5] Vergonha e culpa são sentimentos próximos. Como assinala Chauí (1988), a cultura da culpa desloca o diabo de fora para dentro da consciência. Na cultura da vergonha, acrescento, o olhar do outro é que faz parte do nosso inferno, por isso ela pode tornar-se o tormento do culpado. Já na cultura da culpa, o mal está dentro de nós. A culpa caracteriza-se por um débito a ser pago às pessoas, à sociedade ou ao mundo interno. Ela pede absolvição, que pode ser obtida por meio de uma penitência. Quando o foco recai sobre a estruturação interna da pessoa, a própria culpa engendra o sofrimento. Na culpa há o temor do castigo, ao passo que na vergonha o temor é justamente o do desprezo. Alguns autores (Benedict, 1988) distinguem vergonha e culpa pelo caráter da sanção: na vergonha, a punição remete a uma sanção externa; na culpa, a uma sanção interna. Ao discutir a cultura japonesa, Benedict destaca:

> As verdadeiras culturas de vergonha enfatizam as sanções externas para a boa conduta, opondo-se às verdadeiras culturas de culpa, que interiorizam a convicção do pecado. A vergonha é uma reação à crítica dos demais. Alguém pode envergonhar-se ou quando é ridicularizado abertamente ou quando cria para si mesmo a fantasia de que o tenha sido. Em qualquer dos casos trata-se de uma sanção poderosa. Requer, entretanto, uma platéia, ou pelo menos que se fantasie uma. A culpa, não. (Benedict, 1988, p. 189.)

---

4 Esse quadro é mencionado por Heller e compõe a capa de seu livro *Il potere della vergogna* (1985).

5 A antropologia americana tem feito distinção entre a cultura da vergonha (*shame-culture*) e a cultura da culpa (*guilt-culture*). Essas explicações se encontram em Benedict (1988). Dodds (1988) também utiliza esses mesmos termos em "Da cultura da vergonha à cultura da culpa", um estudo sobre a cultura grega. Ressalta, porém, que usa essas categorias apenas como descrições e que a distinção é relativa, na medida em que algumas formas de comportamento próprias da cultura da vergonha subsistiram nos períodos arcaico e clássico.

Experimentar o sentimento de vergonha, no entanto, pode constituir, por si só, uma amarga punição.

Para Gilligan (2003), o desenvolvimento da capacidade de experienciar a vergonha precede a capacidade de experienciar a culpa. A vergonha emerge mais cedo e de modo mais primitivo em cada fase do estágio psíquico do que a culpa.

No cerne dessa discussão estão as contribuições psicanalíticas que discutem a vergonha e a culpa, buscando as peculiaridades desses sentimentos. Contudo, é menor o destaque dado à vergonha, talvez porque, em sua obra, Freud tenha enfatizado o sentimento de culpa. O autor (1930) distingue dois tipos de culpa: a culpa historicamente primária, que se refere ao temor da autoridade externa, apresentada no *Mal-estar na civilização*, e a historicamente secundária, que diz respeito ao temor da autoridade interna. Em sua obra, Freud escolheu o caminho da estruturação interna da culpa, ligando a vergonha à sua teoria da sedução, não retornando mais a esse sentimento depois que deixou de lado essa parte da teoria.

Freud trata a vergonha basicamente nestes escritos: "Três ensaios sobre a teoria da sexualidade" (1989), "Novas observações sobre as neuropsicoses de defesa" (1894), *Interpretação dos sonhos* (1901) e *Análise de um caso de paranóia crônica* (1924). Ao abordar a natureza da neurose obsessiva (1894), declara que a recordação dos atos de prazer mistura-se com a reprovação. O afeto correspondente à reprovação pode transformar-se, por meio de um incremento psíquico, em outro afeto deslocado. Assim, por exemplo, a reprovação pela realização de um ato sexualizado na infância poderá transformar-se em vergonha, se o ato vier a ser conhecido por outra pessoa. A ocorrência da vergonha deve-se, portanto, a falhas na defesa, ou então ela surge como motivo para a defesa, isto é, como sinal defensivo.

Baseado em seu material clínico, Freud mostra que os sonhos em que a pessoa se vê despida são sempre acompanhados de uma sensação de vergonha, de embaraço. A envergonhada sensação daquele que sonha estar despido e a indiferença dos demais participantes do sonho que não esboçam reações de censura constituem uma contradição. Para Freud, a atitude do espectador foi suprida pela realização dos desejos de nudez enquanto a vergonha perdura.

Ele considera que tais sonhos de neuróticos se baseiam nas recordações da mais tenra infância. Só nessa idade somos vistos nus sem que isso cause vergonha. Mais tarde, o adulto passa para a criança a vergonha que a excitação da nudez lhe provoca. Na teoria freudiana, o adulto vê a época em que nada o envergonhava como um paraíso, que é tão-somente uma fantasia coletiva da infância individual e, portanto, da fase em que não se sentia vergonha.

Na análise de um caso de paranóia crônica, Freud (1924) ilustra a discussão sobre a vergonha como sintoma primário de defesa. Entretanto, já havia lançado as bases dessa discussão, tratando a vergonha indiretamente (1904) ao estudar o chiste em suas várias formas.

Freud também menciona a vergonha como sentimento moral em sua "Carta a Fliess", de 14 de novembro de 1897. Comenta que a repressão normal conduz ao surgimento da moral, logo, do pudor e da vergonha, bloqueios destinados a impedir a loucura moral.

Tradicionalmente, as fontes psicanalíticas têm sido as que tratam da construção das emoções, com o mérito de contribuir para seu entendimento.

Para Fairbairn (1978), a criança vive a relação com o objeto mau introjetado não só como algo intolerável, mas que pode ser vergonhoso. O autor exemplifica essa idéia mencionando a situação comum de crianças que sentem vergonha dos pais. Para ele, isso significa que, nesse momento, a criança introjeta seus pais como objetos maus. Nessa perspectiva, o fato de a relação com o objeto mau ser vergonhosa só pode ser satisfatoriamente explicada presumindo-se que, na primeira infância, todas as relações com os objetos estão baseadas na identificação.

Já Erickson (1968), ao analisar a vergonha, focaliza esse sentimento na infância e na adolescência:

> [...] A vergonha é uma emoção infantil insuficientemente estudada porque, em nossa civilização, cedo e facilmente foi absorvida pela culpa. A vergonha pressupõe que uma pessoa está completamente exposta e consciente de ser observada, numa palavra, constrangida. É visível e não está pronta para ser vista. (Erikson, 1987, p. 111.)

Outro autor importante no moderno pensamento psicanalítico, Kohut (1984), afirma que a experiência da vergonha resulta de ataques à auto-estima da criança, ocasionando a regressão de suas fantasias grandiosas. A seu ver, a vergonha está relacionada aos estados de tensão narcísico-exibicionistas. Quando as pressões do *self* narcísico são intensas e o ego é incapaz de controlá-las, a personalidade reage com o sentimento de vergonha diante de qualquer fracasso:

> [...] o ego tenta incluir a participação do objeto do exibicionismo do *self* narcísico, mas, depois da rejeição do objeto, falha a livre descarga de libido exibicionista e, em vez da prazerosa impregnação da superfície corporal, há o calor do desagradável rubor facial; em vez da prazerosa confirmação do valor, da beleza e da qualidade amorável do *self*, surge a dolorosa vergonha. (Kohut, 1984, p. 17.)

Para Kohut, a perturbação essencial que está por trás do sentimento de vergonha diz respeito ao exibicionismo desenfreado do *self* grandioso. O mérito de suas explicações está no valor dado ao objeto externo na estruturação do "eu" (Sennet, 1978; Figueira, 1991).

Kitayama (1991) faz um estudo da vivência da vergonha, apontando-a como um sinal defensivo em relação ao medo de ser revelado e humilhado. Estabelece uma analogia entre essa experiência e alguns mitos do folclore japonês[6] e, finalmente, discute a importância desse sentimento na relação paciente–terapeuta.

Alguns autores fazem uma discussão sobre o estágio do desenvolvimento da personalidade em que a vergonha começa a aparecer: se é anterior à linguagem ou se surgiria no momento em que se desenvolve a consciência do "eu" e, portanto, do "outro".

Para Wallon (1986), a vergonha aparece depois dos 3 anos, quando a criança passa a discriminar o "eu" do "não-eu" e a relacionar-se com as pessoas em circunstâncias diferenciadas. Isso não exclui o fato de que a manifestação da vergonha continue sendo "o simples desabrochar psíquico de reações muito primitivas" e, por assim dizer, instintivas (Wallon, 1986, p. 58).

As explicações examinadas, de modo geral, definem algumas possibilidades no entendimento da vergonha, mas são igualmente limita-

---

6 Osamu Kitayama relata os mitos do folclore japonês, como esposa-serpente, esposa-marisco, esposa-peixe. As histórias, em linhas gerais, desenvolvem-se tendo como elemento central um animal disfarçado de humano que se casa com um homem. A mulher-animal pede ao marido que não a olhe em determinada situação; por exemplo, a esposa-serpente proíbe o marido de vê-la amamentando o filho, ocasião em que se transforma em serpente. O marido rompe a proibição, descobre o segredo e rejeita a esposa, que vai embora envergonhada.

das. Não se pode falar de vergonha de modo abstrato, tampouco reduzi-la a um problema estritamente psicológico. Não há aqui nenhuma pretensão de analisar uma explicação em separado da outra – o que não significa que é possível sintetizá-las –, mas pode-se contextualizar a emoção da vergonha como um fenômeno da consciência de si. A dimensão inconsciente desse sentimento é decerto considerada, mas é privilegiada na relação com o "outro".

Seguindo Wallon, o "outro" (isto é, o *socius*)[7]:

> [...] é um permanente parceiro do eu na vida psíquica. [...] Esta modelagem do eu pelo meio, da consciência individual pelo ambiente coletivo [...] é conseqüência das inaptidões prolongadas às quais o filho do homem está condenado pela lentidão extrema de seu desenvolvimento. (Wallon, 1986, p. 160 e 165.)

Considerando o que foi apresentado, podemos observar que, no reconhecimento da vergonha, é fundamental o elemento tempo, que torna aguda a situação de vergonha. Em outros termos, no momento em que a emoção se faz presente, ela é totalizante para o "eu". É um sentimento que está diretamente vinculado à presença real ou imaginária do outro. E refere-se à idéia da exposição de algum nível de imperfeição do sujeito. Este apresenta reações corporais específicas. Advém da relação do "eu" com as prescrições sociais, ou seja, com a internalização de um objeto externo referenciador. É um sentimento que, como realidade psíquica, tem uma ação simbólica e se expressa no plano do *socius*.

Ainda que o pensamento psicanalítico, como foi mencionado anteriormente, contribua para o estudo do sentimento da vergonha e permita distingui-lo de outros sentimentos, cabe frisar que ela se constrói e é compreendida em sua complexidade somente no plano da reciprocidade das relações. Mesmo que a vergonha, como sentimento, tenha caráter pré-racional, biológico, ela deve ser examinada em relação à norma e à consciência, assim como no plano das representações simbólicas.

---

7 Nesse trabalho, entende-se o "outro" como o *socius*. O "outro", ou o *socius*, no pensamento de Wallon (1986), é o parceiro de relação, padrão e referência para o "eu". Essas idéias aproximam-se do pensamento de Moreno.

Vergonha e culpa (Gilligan, 2003), vergonha e cultura (Benedict, 1988), vergonha e consciência (De La Taille, 2000; Lewis, 2003), honra e vergonha (Peristiany, 1988) são dimensões da complexidade desse sentimento e de um mesmo processo: emoção, consciência, ação e moralidade.

Na definição desse paradoxal sentimento, é útil recorrer mais uma vez às idéias de Heller (1985). Suas reflexões destacam a representação do olhar do outro na constituição desse sentimento, que é social por excelência. Sentimos vergonha por nossa forma de ser ou de agir e tomamos como medida a aprovação ou a desaprovação do outro. Se falharmos no "eu" público, seremos reprovados pelo meio social.

O sentimento de vergonha coloca-nos em conformidade com nosso ambiente cultural, com nossos costumes, normas e regras, enfim, com os processos sociais em que estamos inseridos, regulando nossa ação e nosso comportamento. A intensidade do sentimento depende não só do caráter da norma violada, mas também da maneira como relacionamo-nos com as normas. Nem todos provam a vergonha com a mesma intensidade, diz Heller. É a organização subjetiva que estrutura a maneira individualizada de se relacionar com os códigos sociais.

Em todas as sociedades cujas normas são homogêneas, a vergonha é um regulador primário da socialização.[8] O processo de humilhação por meio da vergonha ainda subsiste na atualidade, como atestam alguns estudos (Harkot-de-la-Taille, 1992, 2000; Pinheiro, 2003; Gilligan, 2003).

Nas sociedades contemporâneas, todavia, as normas e suas interpretações não são homogêneas e, nesse sentido, a vergonha pode ser experimentada de maneiras diferentes. Mesmo assim, quando a criança começa a perceber do que deve sentir vergonha, inicia-se, concomitantemente, a legitimação do sistema de domínio. Para Heller, o poder da vergonha não ocorre em sentido figurativo.

Por outro lado, não podemos deixar de pensar que, se a vergonha funciona como elemento de exclusão, de submissão, a não-vergonha, ou seja, sua ausência, pode tornar-se um perigo social, na medida em que legitima não mais as normas, mas as razões práticas individuais.

8 O "método educacional" do envergonhar parece ter sido bastante utilizado pelos povos primitivos e foi reempregado na China durante a chamada Revolução Cultural do século passado.

A vergonha e o processo terapêutico

A vergonha é um sentimento que nos paralisa, nos torna vulneráveis, diminui nossa ação e, ao mesmo tempo, expõe-nos para o outro, mas também sinaliza as fronteiras de nossa intimidade. Se a vertente da culpa foi explorada como base consistente para o desenvolvimento de determinados aspectos teóricos nas psicoterapias, a vergonha tem sido negligenciada e pouco tematizada. Todavia, está presente nos processos terapêuticos, em especial nas terapias que "travam".

Alguns autores tratam da superação da vergonha no plano das psicoterapias.[9] Gostaria, entretanto, de partilhar essa contribuição inicial construída sob a vertente da terapia familiar e de casal psicodramática. Espero que as questões observadas no âmbito da família espelhem também aspectos mais gerais dos processos terapêuticos.

Quem não tem gravada na memória uma cena de vergonha? É preciso recorrer – como terapeutas – às nossas ressonâncias, às nossas próprias experiências de vergonha para desenvolver a capacidade de inversão de papéis no sentido psicodramático e a empatia para não ameaçar a integridade interpsíquica dos envolvidos. É bom não esquecer que a possibilidade de ser ou de se sentir envergonhado como terapeuta também pode emperrar a terapia. Anastasopoulus (1997) observa questões que envolvem sexualidade, agressividade, impulsividade e inadequações emocionais como estimuladores de vergonha, em especial para jovens terapeutas. Estamos implicados nas barreiras que estagnam o processo, mas geralmente pouca oportunidade temos ou criamos para falar de nossas vergonhas na experiência profissional.

A vergonha também protege os sujeitos na relação. É necessário, portanto, criar uma aliança terapêutica que tranqüilize o casal ou a família, para que as cenas recobertas por esse obscuro sentimento se revelem (se for o caso). Achar a medida da empatia que acolhe sem ser intrusiva é um guia. Acredito que somos mais suscetíveis a identificar e "trabalhar" as culpas e menos aptos a perceber a vergonha como ala-

---

9 Ver Lewis (1992), que trata da superação da vergonha no plano da psicoterapia. Com relação à transposição da vergonha assumida, o autor aponta três aspectos: esquecimento/negação, humor, confissão. Harkot-de-La-Taille (1999), que estuda a vergonha sob a perspectiva da semiótica das paixões e faz uma incursão sobre a superação da vergonha com base nas idéias de Lewis (1992) e Anastasopolus (1997), trata da vergonha na terapia com adolescentes.

vanca no trabalho terapêutico. Reconhecer as implicações do sentimento da vergonha forja a resistência à tentação de reduzir as questões da vida familiar contemporânea às dimensões da culpa. Por outro lado, os anos de atividade como terapeuta, acolhendo, conhecendo situações semelhantes e ao mesmo tempo tão diferentes no plano das relações familiares, podem colocar em risco nossa capacidade de reconhecer a vergonha do outro? Como já foi mencionado, os conteúdos presentes em torno do sentimento de vergonha transformam-se socialmente e mudam ao longo do percurso de vida. É preciso reconhecer que a vergonha presente em uma cena ocorrida na década de 1950 na vida de uma mulher pode se atualizar e ainda ter sua força controladora na vivência do feminino, assim como a vergonha que regula a vida de um adolescente é para ele muito poderosa. As cenas de vergonha são claras, pungentes e têm força de comunicação.

> É no campo visual (sob o nosso olhar interno) que os sentimentos já vividos, e hoje na memória, encontram uma forma de serem resgatados. Ao serem recuperadas pela memória visual, as cenas possibilitam ao sujeito o contato com os sentimentos originalmente experimentados. (Vitale, 2002, p. 117.)

Se a vergonha é um sentimento que ocorre diante do olhar do outro, podemos levantar de imediato algumas questões na terapia de casal ou de família: Qual vergonha? A vergonha de quem se expõe? A vergonha de quem escuta, vê? Qual o "olhar que envergonha"? A vergonha do olhar do parceiro/família e/ou do terapeuta? O olhar do outro construído socialmente constitui uma referência para as dolorosas cenas de vergonha. É o olhar do outro, mais do que o ato realizado, que provoca a vergonha. Assim, olhar e ser olhado são dois pólos presentes no mesmo eixo que podem paralisar a situação terapêutica.

Explorar as depositações sobre o olhar real ou imaginário do parceiro e/ou do terapeuta é construir uma via de acesso para reconhecer ou desfazer as "travas terapêuticas".

No trabalho terapêutico, contar (depoimento) ou dramatizar e partilhar – com o parceiro, a família ou o grupo – e reprisar (com humor) as cenas podem ser maneiras de transpor a situação de vergonha. Harkot-de-la-Taille (1999), apoiando-se nas idéias de Lewis (1992), faz a ressalva de que o humor como estratégia na superação da vergonha não é aceitável nos casos de vergonha moral: ele daria lugar ao cinismo. Concordo com a afirmação e estendo-a para situações que envolvem a vergonha moral no âmbito da esfera pública.

Por essas razões, as cenas reconstruídas com base em seus contextos despertam os recursos terapêuticos para o desenvolvimento da criatividade que tende a desfazer as "travas" advindas da vergonha. A vergonha sinaliza a reparação de uma falta. Assim, no processo terapêutico, a atenção dada à reparação pode significar a resolução de situações experimentadas como de humilhação e vergonha entre os membros da família ou do casal.

A vergonha pode envolver ainda os segredos familiares. Como diz o ditado popular (mesmo em tempos de *reality show*), roupa suja se lava em casa. Essa máxima ainda está presente em nosso imaginário e regula a exposição das questões da vida íntima, em especial quando se trata da vergonha. Esse sentimento pode ser uma via de acesso aos segredos que controlam e paralisam a vida familiar e a própria terapia. Muitas vezes, não é o conteúdo do segredo em si que aprisiona a família ou o casal à terapia, mas os sentimentos aí agregados. A vergonha impõe silêncio, torna o segredo indizível. O trabalho clínico aponta para situações familiares que sugerem a dinâmica da vergonha. Como assinala Mason (1994):

> Se uma família tem um sistema relativamente aberto – isto é, seus membros estão livres para comentar o que aconteceu e para passar adiante como uma história de família –, ela está menos propensa a unir-se na vergonha. As famílias mais fechadas e leais às regras de "não falar, não confiar, não sentir" freqüentemente criam mitos familiares ou histórias desonestas para esconder segredos.
>
> Em que momento, exatamente, um segredo entra no "reservatório" da vergonha? (Mason, 1994, p. 43.)

Alguns segredos familiares vergonhosos são fantasmas transmitidos ao longo das gerações que ficam "escondidos e mal enterrados na cripta do coração de um descendente e se exprimem por vezes como um ventríloquo e por vezes sob a forma de sintomas – repetitivos – que passam do inconsciente do pai ao inconsciente do filho"[10] (Schützen-

10 Tradução livre.

berger, 2001, p. 175). O genodrama, trabalho psicodramático com base no genograma[11], instrumento reconhecido dos terapeutas familiares, constitui um acesso ao passado/presente dos segredos vergonhosos que desvitalizam a família. Com esse trabalho, não se buscam as origens, mas acompanham-se o desejo e a necessidade da família de desenvolver relações mais espontâneas e criativas (Vitale, 2004). A vergonha opera como bloqueadora das percepções télicas nas relações familiares e, portanto, na percepção de si mesmo.

Questões que envolvem abuso, sexualidade, imagem corporal, fracassos, doenças, impulsividade/violência, subalternidade e exclusão tendem a despertar ou vir acompanhadas do sentimento da vergonha, conforme observamos em pesquisa que realizei (Vitale, 1994), e é perceptível ainda hoje no trabalho clínico, como ilustro a seguir: "Meu marido tem vergonha de ver filme picante na televisão na frente das filhas. Acho que ver cena de sexo acompanhado dá mais vergonha". Esse pai envergonha-se das filhas, ainda que adultas, em relação à imagem da sexualidade. A televisão acaba por torná-los aparentemente iguais, mas a vergonha está lá para revelar as diferenças. A vergonha ao ver cenas de sexo na presença de outro conduz à idéia de que há um olhar desaprovador em relação à sexualidade, representante da moralidade familiar e/ou social.

Como já mencionado, a vergonha é um sentimento estreitamente ligado ao olhar do outro. O olhar que nos vê sabe algo sobre nós, algo íntimo que desejamos encobrir. Às vezes, apenas pressentimos o olhar; em outras situações, o imaginamos. No momento presente da vergonha, contraditoriamente, ficamos mais visíveis, por causa das expressões involuntárias.

Na terapia familiar de base psicodramática, o "olhar que envergonha", o "olhar ideal", o "olhar desigual", o "olhar familiar", o "olhar público" e outros olhares podem ser concretizados, desempenhados e, assim, potencialmente transformados. Recriar com sensibilidade, no plano das possibilidades psicodramáticas, o contexto que configura o "olhar do outro", que julga, desnuda, idealiza, avalia, humilha, subalterniza, exclui, é um ponto de partida (ou de chegada) para a aproxima-

---

11 Genograma: instrumento reconhecido dos terapeutas familiares, utilizado no atendimento familiar. Esse diagrama constitui um formato gráfico da genealogia familiar, assim como permite o acesso às histórias familiares de pelo menos três gerações.

ção da superação do sentimento de vergonha. A vergonha, seja como resultado das idealizações ou das exigências de perfeição ("eu" ideal), seja como sintoma de defesa na repressão dos instintos (Freud), ou ainda como resultado das perturbações do exibicionismo do *self* narcísico (Kohut), ou seja, vinculada ao narcisismo, decorre, em última análise, da internalização dos processos de transmissão do mundo social. É um sentimento de mediação entre os mundos interno e externo. O "outro" que induz à vergonha é interiorizado, e ela – como emoção ou sentimento – passa a orientar a relação com o "outro". Tentar captá-la intersubjetivamente no silêncio, no não dito, na ansiedade, na depressão, na raiva, no ressentimento, no segredo, na menor valia, na humilhação e em tantas outras manifestações é, certamente, o desafio.

Referências bibliográficas

ANASTASOPOULUS, D. "Shame in psychotherapy with adolescents". *Journal of Child Psychotherapy*. 1997, v. 23, n. 1.

BENEDICT, R. *O crisântemo e a espada*. São Paulo: Perspectiva, 1988.

BOLOGNE, J. C. *História do pudor*. Rio de Janeiro: Elfos, 1986.

CHAUÍ, M. "Janela da alma, espelho do mundo". In: Novaes, A. (org.) *O olhar*. São Paulo: Companhia das Letras, 1988.

DE LA TAILLE, Y. *Vergonha: a ferida moral*. São Paulo, 2000. Tese (Livre-docência). Instituto de Psicologia, Universidade de São Paulo.

_____; MAIORINO, C.; STORTO, N. D.; ROOS, V. P. L. "A construção da fronteira da intimidade: a humilhação e a vergonha na educação moral". *Cadernos de Pesquisa*. São Paulo, n. 82, p. 44-55, ago. 1992.

DODDS, E. R. *Os gregos e o irracional*. Lisboa: Gradiva, 1988.

DOSTOIÉVSKI, F. *Crime e castigo*. São Paulo: Editora 34, 2001.

ERIKSON, E. H. *Identidade, juventude e crise*. Rio de Janeiro: Guanabara, 1987.

FAIRBAIRN, W.; RONALD, D. *Estudio psicoanalítico de la personalidad*. Buenos Aires: Hormé, 1978.

FERNANDES, F. (org.). *Henri Wallon*. São Paulo: Ática, 1986. (Coleção Grandes Cientistas Sociais, n. 52.)

FIGUEIRA, S. A. *Nos bastidores da psicanálise*. Rio de Janeiro: Imago, 1991.

FREUD, S. "Primeras aportaciones a la teoria de las neurosis". In: *Obras completas*. Madri: Editorial Biblioteca Nueva, 1967a, v. I.

_____. "La interpretacion de los sueños". In: *Obras completas*. Madri: Editorial Biblioteca Nueva, 1967b, v. I.

_____. "El chiste y su relacion con lo inconsciente". In: *Obras completas*. Madri: Editorial Biblioteca Nueva, 1967c, v. I.

______. "El malestar en la cultura". In: *Obras completas*. Madri: Editorial Biblioteca Nueva, 1968, v. III.

______. "Três ensaios sobre a teoria da sexualidade". In: *Obras psicológicas de Sigmund Freud. edição standard brasileira*. Rio de Janeiro: Imago, 1989.

FRIEDMAN, S. *A construção do personagem bom falante*. São Paulo, 1992. Tese (Doutorado). Pontifícia Universidade Católica de São Paulo.

FONSECA, J. "Donde nascen los sentimientos: miedo y esperanza en la matriz de identidad". *Journal of the International Association of Group Psychotherapy* – Special Edition: The Intercultural Group State of the Art., v. 0, jan.-dez. 2003, p. 42-57.

GILLIGAN, J. "Shame, guilt and violence". *Social research: an international quarterly of social sciences*, v. 70, n. 4, inverno 2003, p. 1149-80.

HARKOT-DE-LA-TAILLE, E. *Ensaio semiótico sobre a vergonha*. São Paulo: Humanitas/FFLCH-USP, 1999.

HELLER, A. *Il potere della vergogna*. Roma: Riuniti, 1985.

______. *Teoria de los sentimientos*. México: Fontanamara, 1987.

KITAYAMA, O. "A receptividade do terapeuta, no Japão, frente às experiências do paciente envolvendo vergonha e sentir-se exposto". *Revista IDE*, São Paulo, n. 20, abr. 1991.

KOHUT, H. Self *e narcisismo*. Rio de Janeiro: Jorge Zahar, 1984.

LACLOS, C. *As ligações perigosas*. São Paulo: Círculo do Livro, 1973.

LEWIS, M. *Shame: the exposed self*. Nova York: The Free Press, 1992.

______. "The role of the self in shame". *Social research: an international quarterly of social sciences*, v. 70, n. 4, inverno 2003, p. 1169-80.

MASON, M. "Vergonha: reservatório para os segredos da família". In: IMBER BLACK, E. *Os segredos na família e na terapia familiar*. Porto Alegre: Artes Médicas, 1994.

PERISTIANY, J. G. *Honra e vergonha: valores das sociedades mediterrânicas*. Lisboa: Fundação Calouste Gulbenkian, 1988.

PINHEIRO, C. V. *O sentimento de vergonha em sala de aula: um estudo com professores universitários*. São Paulo, 2003. Tese (Doutorado). Pontifícia Universidade Católica de São Paulo.

RUSHDIE, S. *La honte*. Paris: Nouveau Cabinet Cosmopolite Stock, 1989.

SCHÜTZENBERGER, A. A. *Aïe, mes aïeux!* Paris: La Méridienne/Desclée de Brouwer, 2001.

SEHERER, K. R.; EKMAN, P. "On the nature and function of emotion. A component process approach". In: *Approaches to emotion*. Hillsade, Nova York: Lawrence Eribaum, 1984.

SENNET, R. *El declive del hombre público*. Barcelona: Ediciones Penísula, 1978.

VITALE, M. A. F. (org.). *Laços amorosos: terapia de casal e psicodrama*. São Paulo: Ágora, 2004.

______. "O obscuro sentimento da vergonha". In: Sawaia, B.; Namura, M. R. *Dialética exclusão/inclusão: reflexões metodológicas e relatos de pesquisa na perspectiva da psicologia social crítica*. Taubaté: Cabral, 2002.

______. *Vergonha: um estudo em três gerações*. São Paulo, 1994. Tese (Doutorado). Pontifícia Universidade Católica de São Paulo.

Werebe, M. J. G.; Nadel-Brulfert, J. (orgs.). *Henri Wallon: psicologia*. São Paulo: Ática, 1986.

Maria Amalia Faller Vitale

Doutora em Serviço Social pela PUC-SP. Terapeuta familiar, psicodramatista, professora supervisora pela Febrap. Pesquisadora da Associação de Pesquisadores e Núcleos de Pesquisa sobre Criança, Adolescente e Família (Neca).

7. Clínica de casos difíceis

Mário Costa Carezzato

Meu barco

Tantas são hoje as psicoterapias, distinguindo-se em diversas escolas e, com muita freqüência, em variações e dissidências de uma mesma escola, que nem sempre temos certeza de que estamos falando a mesma linguagem ou nos referindo ao mesmo conceito, ou ainda de que são utilizados os mesmos critérios de "cura" para orientar nossos objetivos.

Por isso, vou tentar delimitar a que se refere esta minha reflexão. Trata-se de tarefa especialmente árdua, pois falo um pouco aqui de como se organizam experiências de meus 25 anos de prática clínica, construídas de maneira pessoal e um tanto eclética. Falo, entretanto, da prática de um clínico que gosta das teorias, o que explica o ecletismo.

Fica portanto alertado que me oriento aqui por um modelo próprio, baseado no conhecimento de que as várias teorias psicológicas consistem em modelos para a aproximação do psíquico e de que têm a necessária coerência ao relacionar os modelos naquilo que me parece que se assemelham.

Passarei agora a expor algumas referências que compõem e orientam minha prática como psicoterapeuta.

Muitos profissionais defendem o trabalho psicanalítico como uma forma de autoconhecimento. Basicamente, devo dizer, sou médico, o que significa que tenho desejo de curar. O autoconhecimento por si só não é objetivo de trabalho, embora seja o instrumento dele. Da mesma maneira, a atitude médica pressupõe colocar em ação os meios disponíveis para buscar a cura, embora a cura em si não possa muitas vezes ser alcançada.

Hoje penso que um dos fortes motivos para eu ter cursado medicina foi por ser essa uma profissão que possibilita o contato com outras pessoas; em algum momento de minha formação, decidi trocar o contato físico por um contato humano mais profundo e optei por especializar-me em psiquiatria. Mas foi a partir do psicodrama que percebi que contato humano é algo que ocorre em um fluxo dinâmico e criativo, constituindo-se então a base sobre a qual pude estudar, acrescentar e interpretar outras teorias em que me aprofundei sob a ótica da relação.

É do psicodrama, em especial a vertente desenvolvida por José Fonseca (2000), a Terapia da Relação, que trago a clareza de que só existimos no ato de nos relacionar e só nele podemos de fato nos conhecer mais profundamente. A relação é um ato do presente, ocorre no aqui e agora e, portanto, é só no fluxo dos momentos que está viva; é pelo *momento* que podemos perceber o que somos e o que não somos. Passado o *momento* fica a memória, que, se não for devidamente presentificada, não tem a vitalidade afetiva necessária para uma transformação.

Pelo psicodrama também aprendi a importância das funções *duplo* e *espelho*. Para quem não conhece o psicodrama, o *espelho* é quando representamos para uma pessoa sua maneira de ser, para que ela possa ver a si mesma; o *duplo* é quando representamos a forma como nós percebemos o que ela não percebe, quando mostramos a ela como vemos algo que para ela é inconsciente. O *espelho* poderia ser comparado a uma fotografia e o *duplo* a uma radiografia emocional. Poderíamos também dizer que o *espelho* é um apontamento, enquanto o *duplo* equivale a uma interpretação.[1]

---

1 Na boa técnica psicodramática, o exercício do *duplo* não se faz por meio de um trabalho intelectual; o psicoterapeuta (ego-auxiliar) vivencia dramaticamente a outra pessoa e compartilha sua própria experiência pessoal no e do lugar do outro. Na Terapia da Relação, *duplo, espelho e inversão de papéis* alternam-se sem uma interrupção de continuidade.

Acertando os ponteiros, o que é trabalhar na relação?

Relação, segundo o dicionário Michaelis (2005), significa: "1. Conexão entre dois objetos, fenômenos ou quantidades, tal que a modificação de um deles importa na modificação do outro. 2. Ligação íntima de coisas ou pessoas. Origina-se do latim *relatio, ónis*, ação de dar em retorno".

Comecemos com o relato: O senhor X procurou-me, na época com cerca de 45 anos, por indicação de uma terapeuta corporal, que achou que ele se beneficiaria da psicoterapia comigo. Executivo bem-sucedido e com certa projeção social, queixava-se de falta de prazer na vida – isso agravado pelo fato de sua esposa ser alcoolista, o que aceitava com resignação. Nas sessões, o senhor X falava bastante de sua relação com a esposa, conturbada pela adição, com o agravante de que, quando se embriagava (o que acontecia quase diariamente), a esposa ficava muito agressiva, não se recordando disso ao retornar ao estado sóbrio. Trazia para a psicoterapia a dificuldade que tinha na ocupação de posições políticas dentro da profissão, assim como o esforço que fazia para aproveitar os momentos lúcidos no casamento para ficar com a esposa. Tinha também o sonho, que acabou realizando, de fazer uma longa viagem com a família ao exterior.

Começou a apresentar, entretanto, por volta do segundo mês de nossos encontros, uma estranha compulsão a gritar, um grito quase espástico, assemelhado a um "argh" bastante gutural, que se repetia aproximadamente de dez a quinze vezes na sessão, aparentemente sem nenhuma conexão com o que estava sendo falado e independentemente de qualquer contexto emocional. O senhor X já havia feito psicanálise por alguns anos com um bem-conceituado profissional, e contou-me então que, nas sessões com esse profissional, era tomado por um movimento abrupto, quase automático, que o colocava sentado no divã. Seu psicanalista anterior costumava perguntar-lhe, segundo ele, qual pensamento ou sentimento antecedera seu ato, mas isso nunca levara a qualquer esclarecimento. Dizia que seu psicanalista era "um cara legal", apesar de sentir-se frustrado pelo fato de o processo não o ter ajudado a recuperar seu ânimo pela vida. Fora das sessões, o senhor X não apresentava qualquer ritual obsessivo ou compulsivo; era uma pessoa ressonantemente afetiva e bastante inteligente e sagaz. Tinha receio de algum dia me encontrar em algum lugar público e ser tomado, à vista dos outros, por seu grito impulsivo. Tentei de várias formas, e com o auxílio de muitas supervisões na época, buscar com ele um significado para seus atos automáticos, mas sem nenhum sucesso.

Após aproximadamente três anos de psicoterapia, o senhor X vem à sessão dizendo que pretende parar com o tratamento para tentar uma nova linha de abordagem. Trouxe-me de presente uma garrafa de um saboroso licor e disse que eu era "um cara muito legal".

O falecido psicanalista carioca Eduardo Mascarenhas contou uma vez, em entrevista, que ao reencontrar seus antigos pacientes tinha vontade de dizer para voltarem à análise, pois sentia que lhes devia algumas sessões de coisas que só aprendera depois. Brincadeiras à parte, vejo-me às vezes pensando (como faço em outras situações) como poderia ter lidado de maneiras diferentes com o caso. O tratamento com senhor X não foi de todo improdutivo; ele pôde beneficiar-se com a resolução de alguns conflitos e estruturar-se melhor para lidar com algumas questões de sua profissão. Ficamos ambos, entretanto, com a sensação de ter fracassado na missão de resgatar seu prazer de viver.

Olhando agora para o passado, muitos anos depois, relembro das condições em que nossa relação se desenvolveu. É claro que o senhor X poderia ser classificado como um *caso difícil*. Entretanto, tínhamos boas condições de trabalho: o senhor X confiava em mim e pudemos desenvolver um bom vínculo, aquilo que Greenson (1982) chama de *aliança de trabalho*. Trabalhávamos em um clima positivo (eu era "um cara legal"!) e o senhor X era, como já afirmei, inteligente e perspicaz. Além disso, classificá-lo como um *paciente difícil* não leva em conta o pressuposto da *relação*: afinal, ele é difícil para quem? É difícil para quê? Portanto, só podemos nos referir, dentro de nossa ótica, a uma *relação difícil*; algo acontecia ali, entre nós, que não permitia que nos relacionássemos de forma a promover a expansão de seu mundo interno sobre as realidades externas – o objetivo das psicoterapias. Ou a torná-lo mais espontâneo-criativo em sua vida, se preferirmos a nomenclatura psicodramática. Existia ali, portanto, uma dificuldade na relação. Não obstante, *dificuldades na relação em psicoterapia não são de maneira nenhuma um obstáculo à psicoterapia: elas são o próprio objeto da psicoterapia.*

Eu, aparentemente, abarcava todos os campos da comunicação que ele me abria. Em primeiro lugar, considerava o conteúdo daquilo *de que* o senhor X me falava (sua posição de espera pela sanidade da esposa, por exemplo). Considerava também aquilo *que* ele me falava na sessão (sua fala propriamente dita, as nuanças emocionais, as associações etc.) e, em terceiro lugar, estava atento a *como* acontecia ali sua fala (seus movimentos compulsivos, o conteúdo transferencial de sua fala).

O trabalho na sessão de psicoterapia, como se sabe, desenrola-se pela decodificação daquilo que está inconsciente na relação, daquilo que não é dito, sendo o conhecimento dos mecanismos psicológicos a *Pedra de Roseta* para a apreensão da subjetividade oculta. Mas, se estamos fiéis a nosso modelo de que o processo se desenvolve na e por meio da relação, temos de considerar que os processos inconscientes e conscientes abarcam necessariamente paciente e psicoterapeuta (embora espere-se que este seja de alguma forma mais bem instrumentado para manter o jogo da relação em andamento). As projeções e as transferências, assim, envolvem as pessoas ali, dentro da sessão, revelando parcelas da subjetividade de cada um que busca um caminho para se expressar. No psicodrama, o psicoterapeuta, no papel de *ego-auxiliar*, empresta a si mesmo como instrumento facilitador dessa expressão ao colocar-se dramaticamente na situação do outro em um ato em que "não seriam necessários conceitos como a vontade, o inconsciente, [...] [pois] a vontade e as percepções, os fenômenos conscientes e inconscientes, estão fundidos num só curso de experiência" (Moreno, 1978).

Bion[2], ao amplificar os significados do conceito de identificação projetiva para uma forma primitiva de linguagem e de comunicação que, inclusive, favorece a empatia, coloca também a pessoa do analista como parte importante do processo interpretativo. Para Bion, importa de fato a *transformação* na relação terapêutica, entendendo transformação como novas formas que paciente, analista e relação terapêutica podem adquirir no processo analítico com base em sua interação, e que englobam, portanto, aspectos conscientes e inconscientes de ambos os componentes do par terapêutico.

Vinheta ilustrativa de uma interação transformadora

Há algum tempo a cidade de São Paulo passou por um longo período de estiagem, o que provocou a perspectiva de que faltaria água nos meses que viriam. O problema virou assunto de jornais e de noticiários

2 Para uma aproximação à obra de Bion, o livro *Bion: da teoria à prática*, de David E. Zimerman, é um excelente resumo didático.

na TV. Sandro assumira havia pouco tempo um importante cargo de diretoria, o que o deixou bastante orgulhoso e satisfeito. Logo ao entrar na sessão, falou de como estava preocupado com a possibilidade de faltar água. Não sabia como sobreviver a um racionamento que os meios de comunicação alardeavam catastrófico. A visão de Sandro, preocupado com a falta d'água, seu ar sombrio ao falar no assunto, contrastavam com o fato de que morava em um dos melhores condomínios particulares de São Paulo, cidade em que, habituados que somos às desigualdades sociais, sabemos que tudo pode faltar, mas não à parcela rica da população. Havia algo de bizarro naquela idéia que ele me trazia, e eu perguntava-me o porquê de ele me falar de uma preocupação com algo que muito certamente só atingiria os bairros menos afortunados. Era como se Sandro representasse uma farsa para que eu o assistisse, na qual seu papel era o de habitante comum, igual ao dos outros milhões de habitantes da cidade, preocupado com um problema comum e mundano. Propus a Sandro que ele estivesse disfarçando seu prazer pelo próprio sucesso, pois temia ficar desamparado, talvez como conseqüência de uma destrutividade que projetava em mim. Sandro assentiu, dando-se conta de que temia fracassar não desempenhando a contento as responsabilidades do cargo, o que, imaginava, seria acompanhado pelo desprezo vingativo dos colegas no trabalho. Pensou em seguida em sua mãe, muito católica, para quem a humildade é um valor importante e o orgulho é tido como soberba. Lembrou-se do pai, bastante distante das coisas da família e dos filhos, que não parecia se importar muito com ele (Sandro). Em algum momento falou, encabulado, que se dava conta da possibilidade e de seu desejo de que eu pudesse de fato comemorar com ele suas alegrias.

A orientação que segui em minha intervenção teve como ponto de partida meu sentimento de estranheza frente ao relato de Sandro por senti-lo artificial e por perceber que a farsa era de fato encenada para mim. Ao dar nome às minhas sensações, busquei um sentido naquele momento da relação, sentido que encontrei na forma de transferência negativa de Sandro para comigo. A elaboração simbólica do episódio transformou a compreensão de Sandro a respeito de si mesmo e de sua relação com os fatos da vida.

Aproveito para ressaltar que a transferência negativa, quando manifestada, deve, necessariamente, ser abordada antes de quaisquer outros conteúdos. A negligência no seu lide é, de fato, causa freqüente de estagnação dos processos terapêuticos e pode levar ao abandono da psicoterapia.

Revisitando o senhor X

O senhor X achava que seu psicanalista anterior era "um cara legal", encerrou o processo terapêutico dizendo que eu era "um cara legal" e sempre foi "um cara legal" na psicoterapia comigo. Foi tão legal que me presenteou ao interromper o processo com um saboroso licor, daqueles que se toma após uma deliciosa refeição – embora, em nosso caso, houvesse ficado claro que a refeição não tinha sido tão boa assim!

Algo na relação com senhor X ficou obscuro, embora hoje essa obscuridade pareça-me *gritante*: no meio de tanta *gente legal*, a realidade do senhor X *gritava* que as pessoas legais o frustravam por não poderem fornecer a ele aquilo que tanto desejava sendo um *cara legal*.

As tentativas de buscar significado em seus gritos por meio da associação livre, das dramatizações, das imaginações ativas (ou psicodramas internos, se preferirem) fracassaram, assim como já haviam fracassado na psicanálise anterior. Hoje especulo que o senhor X não poderia fazer isso sozinho, pois a possibilidade de constatar sua própria agressividade era por demais apavorante, e isso paralisava-o nesse caminho. Minhas intervenções na direção de resgatar sua energia de vida, mais importantes do que solucionar seus conflitos imediatos, deveriam ter sido então apoiadas por um misto de ego-auxiliar, duplo, espelho e analista, em que minha própria subjetividade, ou resposta subjetiva aos efeitos de seus gritos, fosse o fio condutor da ação. Ação, ressalto, que é reação, pois não cabe no papel de psicoterapeuta agir, mas reagir. Não devemos confundir, porém, a preconizada neutralidade analítica com passividade – distinção que de alguma forma está presente já na técnica psicodramática e é indispensável para que a relação se movimente com todo o seu potencial terapêutico.

Fico sem saber se minhas hipóteses quanto ao senhor X são verdadeiras, assim como não posso dizer que poderia de fato ajudá-lo hoje a encontrar a livre expressão de sua subjetividade em contraposição ao seu *falso self*. Trata-se, como já afirmei, de uma especulação tardia que não leva em conta a mais importante ferramenta que temos para desenvolver uma psicoterapia: a relação presente e as transformações que nela se processam.

Águas turbulentas: a clínica dos casos difíceis

Hoje se fala freqüentemente de um tipo de paciente que se agrupa sob o título geral de *caso difícil.* São pacientes que não se enquadram na categoria dos neuróticos. Têm em comum uma falta de delimitação do *self*[3] e trazem consigo um desafio no atendimento, não só por necessitarem de inovação na técnica de trabalho, como por exigirem um comprometimento pessoal mais intenso do psicoterapeuta. Essas pessoas, logo nos primeiros contatos, provocam uma sensação de estranheza, pois manifestam pobreza afetiva e agem como se as ligações com outras pessoas não lhes importassem. Suas experiências de vida parecem não ter qualquer implicação emocional: não aprendem com a vivência.

Estão aqui englobados os distúrbios descritos como *casos-limite (borderlines)*, os *distúrbios do narcisismo* (incluindo as toxicomanias e perversões) e os *distúrbios alimentares.*

Não vou aqui me estender falando sobre esses quadros, que são mais bem descritos em outras obras, mas tentarei brevemente descrever um pouco da dificuldade do trabalho com essas pessoas, geralmente uma relação intensa com muitas armadilhas a serem desarmadas.

S.O.S.

Atendo ao telefone do consultório Rosita, que não conheço, muito angustiada, dizendo que precisa muito de um atendimento para a filha, que está muito mal, mas que não sabe se terá dinheiro para pagar o tratamento. O ambiente é inundado por uma fala ininterrupta, que me preocupa pela intensidade. Digo a Rosita para vir ao meu consultório e marcamos um horário para o dia seguinte. No horário marcado ela vem um pouco mais calma, falando de sua angústia com a filha única de 15 anos, angústia que me parece desproporcional à forma como ela me descreve a filha: aparentemente uma moça absolutamente normal para seus 15 anos, com seus mais adequados conflitos adolescentes. Investigo melhor e fica evidente que Rosita se angustia por sentir excessiva a responsabilidade em ter de lidar com a filha.

---

3 *Self* refere-se aqui à totalidade da pessoa e seu senso de continuidade de ser ao longo dos vários momentos da vida, dentro dos limites de seu próprio corpo.

Separada do pai da menina – ele mora em outra cidade –, é a única responsável pela criação da filha, inclusive financeiramente. Teve vários relacionamentos com certa estabilidade, mas de seu último companheiro (falecido) contraiu HIV, do qual é portadora assintomática há muitos anos. Trabalhava em uma escola alternativa que continua a lhe pagar salários em uma espécie de acordo humanitário (considerando que ela não se sente bem para lecionar e a escola sabe de sua situação quanto ao HIV). Mostro a ela a necessidade de se submeter à psicoterapia, com o que ela concorda, e fazemos um acordo financeiro generoso, que ela recebe com evidente e estranha naturalidade.

No processo de atendimentos que se segue, Rosita telefona várias vezes durante a semana falando de seu mal-estar, que não sabe se conseguirá ir até o consultório, pois sua "depressão" não lhe dá ânimo para sair de casa, e pergunta se eu não posso atendê-la em casa. Reage com fúria quando digo que não, que tenho *a maior disponibilidade em atendê-la, mas que para isso ela teria de vir ao consultório*. Ela raramente falta e nas sessões costuma se queixar da mãe, que lhe telefona fazendo que ela se sinta incomodada, da injustiça de ser portadora de HIV e de que isso a impossibilita de se relacionar com alguém, pois tem de usar preservativos. Grita contra essa *injustiça*, perguntando-me se eu não acho que o sofrimento dela é atroz, às vezes fazendo que eu me sinta o culpado de seu estado!

Quando estávamos para completar o primeiro ano de tratamento, a escola que lhe pagava salário entra em contato avisando que tinham decidido pagar seu salário (sem que ela fosse trabalhar) por um período de mais seis meses, e depois não mais o fariam. Rosita fica indignada, acusa seus patrões de desumanos, e reclama que a quantia que pagam é insuficiente.

A condição *limite* (*borderline*) de Rosita caracteriza-se por essa manutenção de um estado narcísico infantil, em que, em sua onipotência e arrogância, ela se recusa a se separar do outro, que é obrigado a suprir seus desejos. Atender Rosita foi um exercício de diferenciar, mostrando que, ao colocar limites, eu não a estava abandonando – fato que exigiu uma imensa disponibilidade para suportar o ódio despertado a cada limite. Trabalho longo e com resultados limitados, discriminar o "não-eu" de Rosita para que ela encontrasse o seu próprio "eu" foi quase uma tarefa corpo a corpo, em que, mais do que interpretar e apontar, tive sempre de interagir com minha pessoalidade ali envolvida, em uma função mista de limite e continente para suas angústias.

P. V.

P. V. vem por causa dos pais. Na entrevista inicial, só recebo o casal, que o descreve como um garoto de 17 anos, envolvido com drogas, que cria problemas na escola e muitos conflitos em casa. A mãe fala das buscas por provas incriminatórias (podem ser números estranhos de telefone, anotações ou recibos, que ela subtrai ou copia, ou cigarros de maconha, que ela joga fora) que ela dá em seu quarto, em seus armários e em sua carteira. A mim parece que ela não enxerga qualquer direito à privacidade de seu filho, exercendo sua autoridade com evidente sadismo. O pai não vê tanta gravidade na situação, embora reconheça que o filho esteja sem limites, como forma de diminuir suas responsabilidades.

Na consulta com P. V., ele vem vestindo um gorro nas cores jamaicanas, diz que "gosta muito de maconha, que acha que deveria ser liberada, pois não faz mal a ninguém e é até remédio (sic)". Garoto simpático, tem sempre uma boa explicação para as complicações em que se envolve na escola, nas quais o mote constante é ser perseguido, vítima de alguma injustiça. Não tem planos consistentes para o futuro, diz que pretende ser economista, mas não sabe dizer por quê. Sua vida mental é extremamente pobre, não namora nem tem nenhuma menina em vista. Nossas sessões giram em torno das *injustiças* de que é vítima:

— O bedel me persegue; ele não vai com minha cara! – diz P. V.

— O que você acha que ele tem contra você? – pergunto.

— É implicância comigo e com meus amigos, porque nós usamos gorro – ele retruca.

— Não deve ter nada a ver com o fato de vocês jogarem latas vazias nos outros pelas janelas, né?

Ele ri.

P. V. é hábil em criar situações complicadas – tenta marcar consultas no horário da escola, por exemplo –, exigindo uma interação que implica promover o reconhecimento do real (evitando que isso seja uma atitude moralista), contrabalançado com acolhimento (*reverie*), para que ele possa se expressar do seu jeito.

Gaiarsa (2000), em sua tese de mestrado, ao demonstrar a interação entre o intra e o extrapsíquico, propõe um sistema bipolar – desejo inconsciente *versus* esforço político –, de tal forma que, quanto mais distante se situa de um pólo, mais próximo se está do outro. P. V., ao estabelecer um conflito político, buscaria estabelecer conforto psicológico, transferindo a angústia da esfera psíquica para um egossistema que inclui o meio ambiente (as pessoas) que cercam o indivíduo e que, portanto, se angustiaria por ele.

Encontro a expressão limitada de sua subjetividade na identificação com a maconha. P. V. planta maconha nas praças, importa sementes pelo correio, compra bonés de cânhamo, lamenta que as pessoas arranquem os pés de maconha quando o reconhecem: "É só uma plantinha! Por que fazer isso?" Digo a ele que percebo que ele e a maconha, em sua visão, são injustamente perseguidos. Brinco com ele que ela, a maconha, é sua grande amiga, a única "pessoa" a quem ele busca proteger e com quem sempre se sente ligado. P. V. vive no mundo da objetividade; faz lembrar a máxima da psiquiatria clássica de que "o neurótico sofre; o psicopata faz os outros sofrerem".

Na balada com mamãe urso

"Mas qual é o problema de eu viver a vida toda com o dinheiro de minha mãe?", pergunta-me Hudson. Ele veio à terapia por pressão dos pais. Não está conseguindo finalizar a faculdade e só se mobiliza de fato para freqüentar as baladas noturnas e viajar com os amigos. De família abastada, não sente motivação para resolver quaisquer problemas que lhe atravessem o caminho. No estudo, falta excessivamente por dormir até tarde e só consegue melhor desempenho nas matérias que não exigem demais dele, o que já ocasionou duas reprovações sucessivas. Com mulheres, prefere as mais velhas e tem relacionamentos que duram no máximo um mês, quando utiliza do recurso de maximizar conflitos e tomar uma atitude desaforada em seguida. Gasta boa parte das sessões de psicoterapia (às quais falta muito) falando de como pretende mudar para uma faculdade mais fácil ou de negócios que pretende abrir com os amigos, grandiosos nos planos, mas que se revelam sempre inconsistentes. Fala que não vê por que ter uma única mulher na vida – se pode "arranjar outra" quando aparecem as dificuldades, por que ficar em uma relação chata?

Hudson entende a vida como uma sucessão de fatos que em suas instantaneidades hedonistas parecem não se ligar uns aos outros. Vive narcisicamente cada evento de que participa, alimenta-se da badalação e dos elogios que lhe fazem ou às suas posses (sejam carros ou mulheres). Na dificuldade de responder a seus questionamentos (como posso argumentar em defesa da necessidade de estruturar sua vida quando ele me contra-argumenta com a sedução do prazer fácil e imediato?), proponho uma aliança em seu próprio território, apontando-lhe suas dificuldades de relacionar-se como "dificuldades, quase falhas, que ele apresenta e que o impedem de alcançar o *status* de *pessoa adulta*, em que posso ajudá-lo". Nosso vínculo precário – pois não consegui realmente convencê-lo das vantagens de acordar mais cedo para vir se consultar comigo – já é suficiente, entretanto, para despertar na mãe o desejo de "participar" do processo, o que faz tentando intermediar os recados e encaminhando cheques com valores menores para o pagamento das sessões.

O espaço para tratamento de Hudson ocorre nessa corda bamba, quando por vezes me sinto o único interessado no sucesso da psicoterapia, evitando, não obstante, assumir o papel de controlador social que distribui as normas da atitude correta.

Um pouco das normas de navegação (uma pequena conclusão)

Se a clínica de neuróticos tem procedimentos já bem definidos, a psicoterapia dos casos difíceis, cuja demanda vem sendo cada vez maior nos consultórios, exige maior participação do profissional, levando-o muitas vezes a interagir de maneira a responder às solicitações (quer atendendo-as, quer rechaçando-as) de uma forma que não caberia nos moldes das psicoterapias tradicionais, bem formuladas, como já disse, para o atendimento das neuroses em que o mecanismo de defesa básico é a repressão. Lidar com a falta de estruturação do *self* e com o predomínio das defesas dissociativas desses casos coloca o psicoterapeuta freqüentemente na situação de ter de interagir intensamente, o que por vezes exige um envolvimento tal de sua pessoalidade que o cuidado para a manutenção da função psicoterapêutica precisa de atenção redobrada. É uma prática que demanda discriminação constante entre o contato pessoal e a contaminação do campo que ocasionaria a falha do processo psicoterapêutico.

Tentei escolher três casos ilustrativos de dificuldades mais freqüentes na clínica psicoterápica atual. O que eles têm em comum é a dificuldade de estabelecer uma relação, mesmo que precária, que possibilite a tão almejada transformação dos processos psicoterápicos bem-sucedidos. Nossos objetivos têm de ser bem mais modestos. Para Rosita, por exemplo, cabe bastante a metáfora de Lacan para referir-se ao psiquismo psicótico, como uma estrutura que se assemelha a um banquinho em que falta a quarta perna. O equilíbrio permanecerá, desde que não haja sobrecarga maior, e o melhor que podemos fazer é ajudá-la a não se sobrecarregar, utilizando ao máximo os recursos psíquicos de que ela dispõe. Esse trabalho exige, pela demanda afetiva e pelo clima tenso que predomina na relação, que o psicoterapeuta se interesse pela pessoa que está em tratamento; não havendo esse envolvimento afetivo, seria mais indicado que o paciente fosse encaminhado a alguém que com ele pudesse se emocionar.

Já para P. V., a corda bamba da relação se estabelece pela necessidade de, por um lado, confrontá-lo, retornando os conflitos políticos por ele provocados ao *status* de conflitos psíquicos e, por outro lado, auxiliá-lo a lidar com a carga de angústia que de fato não consegue suportar. É um trabalho que exige participação direta ou indireta das pessoas que com ele se relacionam, o que quase sempre não é possível. Por vezes, principalmente em se tratando de adolescentes, cabem também algumas atitudes pedagógicas, pois não podemos nos abster de alertar para perigos que vislumbramos em suas atitudes – por exemplo, no relacionamento com sexo ou drogas.

Se Rosita e P. V. cobram atenção e perspicácia constantes, Hudson desafia a capacidade de ser paciente. O personagem em que vive ocupa todo o espaço em que esperávamos encontrar sua pessoa. Não há nele nenhuma vontade de se desenvolver e cabe a nós aguardar, nos relatos de seu jogo raso, o aparecimento eventual de algum conflito que nos possibilite despertar para algum desejo ou objetivo mais profundo do que seu consumismo imediato, sempre por meio de pequenas intervenções após intensa garimpagem.

O psicodrama dá algumas ferramentas importantes nesse jogo da interação, em especial, como já mencionei, as técnicas do duplo e do espelho. No entanto, é na percepção da própria subjetividade, privilegiando o processo que se desenvolve no momento presente da relação àquele referido ao *lá-então*, atentando ao diálogo emocional que permeia a relação, fazendo aflorar do inconsciente aquilo que para Moreno é o co-inconsciente e que Bion localiza no processo de identificação projetiva, que teremos o suporte para o desenrolar da relação que busca ser terapêutica.

Finalizo com uma citação de Bion: "Se obedecermos as clássicas regras da psicanálise, damos a impressão de estar fazendo exatamente o que o paciente teme: não lhe damos nenhuma perspectiva animadora".

Referências bibliográficas

FONSECA, José. *Psicoterapia da relação*. São Paulo: Ágora, 2000.

GAIARSA, A. *O entre: a objetividade da subjetividade*. Tese de mestrado. PUC-SP, 2000.

GREENSON R. R. *Investigações em psicanálise*. Rio de Janeiro: Imago, 1982.

MODERNO DICIONÁRIO MICHAELIS DA LÍNGUA PORTUGUESA. Disponível em: <http://www2.uol.com.br/michaelis/>. Acesso em fev. 2005.

ZIMERMAN, DAVID E. *Bion: da teoria à prática*. São Paulo: Artmed, 2003.

Mário Costa Carezzato

Médico psiquiatra formado pela Faculdade de Medicina da USP, psicodramatista pela Sociedade de Psicodrama de São Paulo e supervisor em Psicodrama pela Federação Brasileira de Psicodrama. Hoje pratica psicoterapia psicanalítica. Exerce clínica privada em São Paulo, tendo já publicado sobre a psicodinâmica do transtorno do pânico. Atualmente se aprimora no atendimento aos "casos difíceis".

E-mail: mar.care@terra.com.br

8. No dorso do tigre: a vontade de potência e o medo do desconhecido no psicodrama

Milene De Stefano Féo

O que em mim sente 'stá pensando.
Fernando Pessoa

1

Maria abre um caderno e começa a ler a descrição de uma sessão de psicoterapia que gostaria que fosse acompanhada pelo seu grupo de supervisão. Estranhamos, pois essa não era sua maneira habitual de apresentar casos clínicos. Em seguida, deixa seu texto de lado, pois percebe que o relato está incompreensível e tenta falar livremente. Começa tentando explicar que atendera um cliente tipicamente travado, absolutamente resistente ao processo terapêutico. Tenta explicar melhor sua afirmação, mas logo desiste. Desanimada, conclui não ter a mais vaga idéia de como relatar aquela experiência. De uma coisa apenas ela tem certeza: sente-se incompetente para fazer um bom trabalho com José, um novo cliente que iniciara atendimento com ela, e pensa em encaminhá-lo para um colega.

No espaço físico demarcado para a dramatização, montamos a cena desse atendimento. Maria desempenha ora seu papel, ora o de José. Como não consegue lembrar-se do texto-relato sobre o que falaram, "reproduz" aquele encontro utilizando apenas consoantes e vogais sem significados, procurando interpretar ao menos o ritmo e as diferentes tonalidades de sons que ambos emitiram, assim como gestos e movimentos, de acordo com seu registro emocional. Em um primeiro momento, ela não se dá conta da sensualidade que expressa em seus gestos, brilho nos olhos, expressão de voz e movimentos no palco, mas isso não passa despercebido a seus colegas de grupo e sua supervisora. Maria sai de cena e passa a assistir a múltiplas versões do encontro ocorrido com seu cliente, interpretadas e criadas por todos os presentes. E, como no espaço dramático é possível cindir cada um dos personagens conforme os diferentes impulsos que se infere que os habitam, o brilho dos olhos de Maria e José passa a ser uma entidade no palco, agindo e falando como se fosse um personagem autônomo e exterior à terapeuta e ao cliente, assim como seus braços e pernas, que cruzam e descruzam, seus ombros, que dançam uma música inaudível, seus troncos, realizando um movimento incessante de vai-e-vem, suas risadas. Ao final dessas apresentações, Maria, como que rindo de si mesma, propõe, mais como uma piada do que como um pedido, que representem Sigmund Freud recebendo a visita de uma terapeuta encantada por seu cliente e que questiona o psicanalista sobre suas razões em defender a lei da abstinência sexual na relação terapêutica. Todos riem de maneira empática e acolhedora e a supervisionanda Maria prossegue dizendo que lhe chamara muito a atenção, nas representações feitas por seus colegas, o seguinte fato: cada movimento do cliente ali representado resultava em um movimento que ressoava na terapeuta, como se ambos estivessem ligados por um fio grosso e resistente, cujo comando coubesse a José.

Agora ela percebia claramente que vivera uma situação de incômodo por sentir-se dominada pelo cliente, como um fantoche nas mãos dele. A seguir, a supervisora propõe que um ator espontâneo faça o papel de José, Maria faça o da psicoterapeuta e os outros desempenhem os cordões sob o comando de José. A cena desenvolve-se de forma que os cordões sob o comando de José vão amarrando Maria, deixando-a imobilizada. Aflita com a submissão, a terapeuta tenta fechar os olhos e tampar os ouvidos. Grita, com a voz que lhe resta, pede socorro e clama por pensamentos lógicos que lhe dêem luz para obter algum controle sobre aquela situação. No entanto, em vez desses pensamentos requisitados, um mar de risos e palavras desconexas inunda o palco.

Maria agora se sente em condições de relatar a sessão com José, conforme desejara no início da supervisão.

2

Maria abre a porta de seu consultório e avista, no corredor, vindo em sua direção (a passos largos, sorridente) a figura de José. É sua primeira sessão. Ao recebê-lo, surpreende-se, encantada pelo homem interessante à sua frente. Seu papel de mulher expande-se e, por um instante, encobre o de psicoterapeuta. Estaríamos diante da possibilidade de trava ou de impedimento para o desenrolar de um trabalho terapêutico?

Certamente não. A vida que habita cliente e terapeuta é *também* a sexualidade. Se a profissional em questão for experiente e madura, tenderá a manter-se sintonizada com o que sente a cada momento, mas nem por isso dará vazão irrestrita ao que possa afetá-la, fora ou dentro do consultório. Ela saberá o que fazer com o encantamento de que percebe ter sido acometida, da mesma maneira como o faz quando algo semelhante ocorre nos espaços de sua vida pessoal. Entrar em contato com essa realidade é o primeiro passo para que seus desejos, caso seja essa a decisão, não cheguem a atuar. O homem, diria Nietzsche, entende bem menos da vida que uma mosca, que capta a vida pela sensação, pelo gozo do vôo, e se deixa guiar pelo *pathos*[1]. O homem busca verdades, almejando fugir do fato de que a existência humana descansa sobre o "dorso de um tigre", implacável, ávido, insaciável e assassino (Nietzsche, 1974, p. 54). Mas isso de nada adianta, diz o filósofo, pois afinal "não somos aparelhos de objetivar e registrar, de entranhas congeladas – temos de continuamente parir nossos pensamentos em meio à nossa dor, dando-lhes maternalmente todo o sangue, coração, fogo, prazer, paixão, tormento, consciência, destino e fatalidade que há em nós" (2002, p. 13).

O terapeuta competente – recomendaria o filósofo – não congela suas vísceras. Deixa-se afetar, escuta seu "tigre" e, no caso aqui relata-

1 *Pathos* é um termo grego que se refere à passividade do sujeito, à experiência sofrida, dominadora, irracional; força que habita o sujeito e o possui, em vez de ser por ele possuída. Em oposição a *pathos* temos *logos*, que significa pensamento lúcido e conduta esclarecida.

do, aceita o embalo do "canto da sereia", mas não se lança ao mar. Sabe conter-se, quando assim o decide, e amarra-se ao mastro, como Ulisses, mas não coloca cera nos ouvidos para interromper a escuta da música que vem das profundezas do oceano. Escuta.[2] Mas mantém-se atento a seu corpo, pronto a interromper sutis ações de sedução que porventura insistam em se realizar, pois nele não reside apenas um homem ou uma mulher, mas também, entre tantos "eus", um "eu psicoterapeuta", que se dispôs a receber um cliente e cuidará de manter-se nessa função até que considere impossível exercê-la. Ficará atento ao tom da própria voz, a seus movimentos ou à escolha de sua vestimenta, a fim de que nada disso se converta em estímulo para convocar à sessão um homem ou uma mulher, mas sim um cliente. (O mesmo argumento será válido para tantas outras emoções de que pode ser tomado o psicodramatista em seu exercício profissional.)

A trava para o trabalho, em situações semelhantes, costuma ocorrer quando o terapeuta, homem ou mulher, nega sua experiência sensível ou sua responsabilidade na atuação profissional. A negação da experiência o levará a desenvolver defesas no contato com o cliente, tornando-o insensível a ele; a negação da responsabilidade o conduzirá a agir de maneira impensada, e suas ações colocarão em risco os compromissos profissionais assumidos.

3

Convencionou-se, há muito, que o terapeuta não deve se envolver sexualmente com o cliente. Mas seguir toda uma série de regras, por julgá-las aceitáveis, não obriga o profissional a congelar diante do fluxo da vida. A arte exigida do psicoterapeuta competente é que ele se deixe afetar por diferentes emoções, inclusive às desencadeadas pelo cliente,

---

2 Ulisses é o personagem principal de *A odisséia*, de Homero. Em uma de suas aventuras, Ulisses navega com seus companheiros de bordo. Todos ali colocaram cera nos ouvidos para tentar não ouvir o canto da sereia. Assim fizeram para evitar que, fascinados por seu canto, mergulhassem nas profundezas das águas e ali morressem. Ulisses pede a seus companheiros que o amarrem ao mastro da navegação e depois retirem a cera de seus ouvidos, de forma a poder *saborear* o canto da sereia, sem se arriscar a se deixar levar por seus impulsos e cometer o ato insano de lançar-se ao mar.

mas desenvolva o autocontrole necessário para decidir se deve ou não expressar o que sente, se deve ou não agir na direção para a qual seus desejos apontam.

Tome-se como exemplo um médico experimentado em uma sala de cirurgia. Seus assistentes podem jurar que ele permaneceu impassível o tempo todo, mas o que significa o suor que surgiu de todos os seus poros, encharcando seu avental e seu rosto, senão vida pulsando? E esse suor, por imperceptível que seja, sempre fará parte do clima emocional instalado na equipe de trabalho, quer venha a ser conscientemente percebido, quer não.

É interessante notar que, seja qual for o papel social[3] (Naffah, 1989, p. 46) que estejamos desempenhando, sempre haverá campos de força que ameaçam a manutenção do *script* esperado. Nesses momentos, tendemos a nos defender, pois tais campos – não raro – colocam em cheque nossas crenças e padrões de conduta, induzindo-nos a acionar defesas que buscam proteger-nos do contato com situações novas, potencialmente desorganizadoras de nossas identidades pessoais e grupais ou de nossas maneiras de estar no mundo.

São defesas que pretendem evitar a consciência de conflitos, o que não significa que eles deixam de existir, e muito menos que essas defesas sejam poderosas a ponto de paralisar o movimento no mundo e em nós. Ao lado de *scripts* "apropriados" ao papel profissional que desempenha, surgirão também, no relacionamento com o cliente, ações, sentimentos, pensamentos, sensações, devaneios, sonhos e fantasias que eventualmente escapam de seus padrões usuais de conduta, demandando expressão, visibilidade e expansão. Sendo assim, só nos resta acompanhar esse movimento, aprendendo a conviver com sua carga, quem sabe, desorganizadora.

O dramaturgo irlandês Samuel Becket tem uma frase que diz: "O único meio de renovação consiste em abrir os olhos e contemplar a desordem". Não se trata de uma desordem que seja necessário compreender, basta que ela atravesse o ser e faça-o vibrar diante do caos aparente, que não é desorganização absoluta, mas um caos produtivo que

3 Papel, para Alfredo Naffah, é uma "armadura invisível que recobre o corpo e o faz funcionar segundo direções predeterminadas, um conjunto de regras, de prescrições que modela a ação do corpo, operando em sua superfície e com base nas marcas que a história aí inscreveu".

pode promover a expansão do novo, o devir, a multiplicação de mundos. É possível evoluir da condição de suportar o caos para a de amar o caos, sentir amor à vida como ela é – vale dizer, como experiência prazerosa, possível e desejada, mas sempre incompleta. Tal desejo pede então a formulação de novas concepções, assim como o desenrolar de novos acontecimentos, de modo que nosso ser se mantenha sempre vigilante na interseção entre determinada maneira de pensar, já conhecida, e outra, desconhecida, a fim de que nosso empenho se concentre na permanente atualização de novas demandas que pedem passagem.

Assumir esse empenho e esse percurso é aprender com a experiência, é pensar a vida, instante a instante, naquilo em que ela admite ser pensada, e isso implica abdicar do sonho de exercer controle absoluto sobre todas as coisas. Nesse rumo, mundo e indivíduo acumpliciam-se e revigoram-se no decorrer de suas histórias e no dinamismo de seu eterno devir.

4

Nosso personagem José é indício seguro de um imperativo: é fundamental, nesse caso, que a terapeuta se dê conta do mágico e inexplicável encantamento que sente por ele. Isto posto, reatemos o fio da cena esboçada no início.

A profissional convida o cliente a sentar-se e ele passa a discorrer sobre o que o levou a procurar uma psicoterapeuta do sexo feminino. Seu estilo de narração é notavelmente bem-humorado. Ambos, terapeuta e cliente, dão muitas risadas. Quanto ao conteúdo provocador do riso, ela mesma não saberia explicar. O que prevaleceu no momento, como acontece tantas vezes, foi o clima instalado, que lembrava um bom espetáculo de humor, em que alguém competente nessa arte, familiarizado com o palco, arranca risos da platéia. Uma terapeuta... na platéia? É o momento crucial, em que ela insiste em se perguntar se estava ou não empossada de seu papel de psicoterapeuta.

Sim, sem dúvida (comecemos por aqui), psicoterapeutas podem e devem rir, sempre que se sintam naturalmente propensos a tal reação. No entanto, se esse estado de coisas cristalizar-se pode se tornar uma barreira e impedir a emergência de outras emoções, que certamente desencadeariam outras temáticas merecedoras de tratamento. De qualquer modo, uma relação acaba de ser estabelecida. É facultado ao terapeuta, claro está, permitir-se sentir seja o que for, mas não só isso. É preciso que ele mantenha em vigília, também, um "eu" que de alguma forma seja capaz de assistir, com algum distanciamento, ao que está ocorrendo, utilizando como "órgão de apreensão" não apenas o conteúdo observável, mas especialmente a maneira como o cliente é afetado e como afeta o terapeuta, a fim de apreender os devaneios e sensações gerados pela interação. Com base nessa apreensão começa a ser possível decidir o que fazer.

Cabe, sem dúvida, ao profissional a responsabilidade maior pela adequada apreensão do acontecimento relacional, no intuito de favorecer que a dupla terapêutica suporte transitar por terrenos desconhecidos, sem atribuir sentidos precipitados à experiência. Cabe-lhe também favorecer que a dupla invente sentidos temporários para o relacionamento, de modo a reforçar e realimentar a idéia de que os entendimentos ali formulados são realmente transitórios.

Cada encontro com um cliente é um acontecimento que afeta o corpo de ambos e produz sensações, fantasias, sentimentos, impulsos a ações, por vezes incompatíveis entre si. Este será um dos materiais com que a psicoterapia pode contar para dar início à atribuição de sentidos múltiplos a realidades plurais – sentidos que nunca se esgotam em uma única representação, por bem elaborada que seja. Assim, o espaço terapêutico passa a funcionar como uma máquina de produzir sentidos e captar/processar intensidades. Mas, para tanto, é preciso que o terapeuta desenvolva a capacidade de manter-se imerso na experiência, ao mesmo tempo em que parte de si, de modo ubíquo, contempla o encontro terapêutico e decide quais intervenções fará. Fernando Pessoa, o poeta, é quem o diz com precisão lapidar: "O que em mim sente 'stá pensando" (1960, p. 75).

5

Cada encontro com um cliente, assim como cada acontecimento de nossas vidas, pode ser imaginado como uma tapeçaria que comporta fios de diferentes constituições: linho, seda, algodão, lã, de cores e texturas variadas. Linhas que podem ser pensadas como infinitas, múltiplas, que partem de diferentes pontos (históricos, sociais, econômicos, da dinâmica estabelecida entre a dupla terapêutica, do psiquismo individual de cada um dos presentes, de seus corpos) e produzem diferentes campos de forças entre si, de atração, rejeição e indiferença. Essas linhas trançam-se, formam diferentes desenhos e vibram em diferentes intensidades. Cada um dos envolvidos nesse acontecimento apreenderá a experiência sempre de maneira parcial, pois o ser humano não tem recursos para apreendê-la em sua totalidade. Além disso, sempre a apreenderá segundo seu próprio vértice de apreensão, ainda que consiga inferir de forma aproximada o vértice segundo o qual os outros envolvidos no acontecimento a estão apreendendo. Ou seja, se pensarmos a tapeçaria tecida como o acontecimento vivido, sempre haverá, em paralelo, para cada um dos envolvidos nessa experiência, uma forma singular de registro. Instante a instante, esse tapete continua sendo tecido, modificando suas formas e intensidades, sendo que as diferentes maneiras de apreensão dos acontecimentos pelos envolvidos também serão novos fios de construção dos fatos.

As intensidades presentes nas diferentes tapeçarias tecidas são de difícil expressão lingüística, mas nem por isso são menos potentes na construção dos acontecimentos de uma sessão e nos acontecimentos de nossas vidas. Elas fazem-se presentes no corpo dos envolvidos, por meio de sensações primitivas, concretas e sem nenhuma representação. Proponho chamar essas intensidades experimentadas no corpo dos envolvidos de linhas intensivas. Trançadas a elas por vezes estão o que proponho que seja nomeado de *linhas representativas*, que referenciam a unidade mínima de representação daquilo que afeta o ser humano.[4] Um limite extremamente tênue, no entanto, separa os fatos corpóreos dos fatos psíquicos. A sutileza dessa linha divisória é exemplificada pelo psicanalista inglês, W. Bion, com um verso de John Done, "O sangue falou na face dela", cuja análise mostra que esse aparentemente singelo "rubor" abarca um mosaico de sensações que se espraiam por um terreno nem completamente corporal nem completamente psíquico (Bion, 1973, p. 84 e 85).

4 Sobre as intensidades que circulam nas relações, sugiro a leitura do texto de Naffah, "O jogo das intensidades", em *Paixões e questões de um psicoterapeuta*, *op. cit.*

6

De acordo com o acontecimento em questão pode haver, para cada uma das pessoas envolvidas, uma carga maior ou menor de linhas intensivas que não trazem consigo, trançadas, linhas representativas. Algumas vezes, os indivíduos, ao se perceberem imersos em uma experiência da qual obtêm muito pouco ou nenhum entendimento, poderão experimentar um desconforto. Para evitá-lo, produzem "verdades" sobre o vivido que partem de outros fios que não os que de fato estão pulsando de maneira preponderante na situação em foco. Foi o que aconteceu com Maria, no início de sua supervisão: reduziu a experiência que teve com José, descrevendo-o como um cliente tipicamente travado e absolutamente resistente ao processo terapêutico e a ela mesma como incompetente. Se insistisse nessa linha de entendimento, deixaria de apropriar-se de toda uma gama de intensidades que envolviam a trama daquele encontro. Outras vezes, os indivíduos poderão atravessar as experiências das quais conseguem apreender pouco ou nenhum significado suportando conviver com o mistério e a dúvida. Seguem interagindo com os acontecimentos, atentos ao jogo de forças que experimentam em seu corpo e não resistem a elas apenas por desconhecê-las. Consideram a possibilidade de tais forças guardarem em si algum tipo de sabedoria que se revelará mais adiante. Admitem não ter onisciência e suportam pensar apenas o possível durante o percurso ao qual estão lançados. Nesse caminho, muitos encontram sabedoria no seguinte aforisma de Nietzsche, intitulado "Minha felicidade": "Quando cansei de procurar, aprendi a encontrar. Depois que um vento me opôs resistência, velejo com todos os ventos" (2001, p. 17).

Maria, em sua supervisão, pôde em certa medida se apropriar dos fios intensivos que compunham a tapeçaria construída na relação com seu cliente José. É bastante comum, entre terapeutas iniciantes, e não só entre eles, a relação terapêutica parecer "travada", impedida de prosseguir, devido à dificuldade do terapeuta em manter-se conectado com as próprias sensações e fantasias que acompanham o processo. Pensamentos teóricos encobridores da experiência tendem a emergir, mas acabam revelando-se desconexos ou insuficientes. Por outro lado, as linhas intensivas mantêm-se independentes, como energia livre, conservando sua natureza primitiva e manifestando a força da existência animal que reside em todos nós, assim como nossas insatisfações com a ordem vigente, de maneira corporal. É no intervalo perigoso, a meio caminho entre a rigidez do verbal e a fluidez do não-verbal, que o psicodramatista deve investir o melhor de seu esforço: *no dorso do tigre*. Poder pensar em nossos trabalhos, levando em conta não apenas os elementos representativos, mas também os elementos intensivos, integrando-os ao alfabeto psicodramático, significa fortalecer nosso compromisso em não negar a existência daquilo que nos afeta, independentemente de nosso controle e de nossa escolha.

Maria, ao retomar algumas linhas intensivas constitutivas de seu encontro com José, defronta os limites do controle racional, pretensamente absoluto, bem como os limites do culto ao todo-poderoso livre-arbítrio. Com isso, ganha a possibilidade de expandir seu pensamento, a fim de instrumentar-se como psicoterapeuta.

7

Maria resolve continuar a atender José após sua supervisão. Ele retorna para a sua segunda consulta e, desde o início da sessão, a terapeuta percebe-se mais uma vez capturada pelo clima de bom humor que a conduz a gargalhadas incontroladas. Uma voz no mundo interior da terapeuta pode agora manifestar-se, alertando-a para o fato de que talvez já houvesse material suficiente para dar início ao trabalho. Ela conta com uma evidência forte: seja porque está encantada por José, seja porque foi tomada pelo riso solto, ela tenderá a manter-se dominada pelas linhas intensivas que o encontro lhe propicia. Atenta às suas reações corporais, às fantasias que fluíam, aos pensamentos e aos impulsos para a ação que a invadiam, tudo isso passou a fazer parte dos recursos de que dispunha para formular as intervenções terapêuticas.

Ela começa por comunicar ao cliente, entre risos, que se sentia "amarrada" diante dele. Diz que a conversa se passa em um clima tão animado, seguindo um ritmo e um bom humor tais que se sentia imobilizada, impossibilitada de escolher qualquer alternativa que lhe permitisse estar ali de maneira um pouco mais ativa. Revela que se sente diante de um palco, assistindo a um espetáculo que lhe proporciona verdadeiro prazer, mas está em dúvida se esse seria o caminho para conhecê-lo, visto que, como é de presumir, ele não a teria procurado para deixá-la alegre nem para que ela se encantasse por ele. Ou teria?

José sorri encabulado e tenta justificar-se, como se tivesse feito algo errado. Subitamente, desarma-se o homem atraente e sedutor, o humorista de primeira linha, surgindo em seu lugar um menino fragilizado a enfrentar alguém que, em sua percepção, o criticara. Seus olhos perdem o brilho, sua fala assume o tom infantil, usualmente obediente, que cometera alguma infração, frustrando a expectativa dos adultos.

Percebendo que se tornou, para ele, naquele instante, um "tu cruel" e "acusador", a terapeuta procura tranqüilizá-lo. Afirma que sua intenção não foi criticá-lo nem causar desconforto. Queria apenas dividir com ele a responsabilidade pelo caminho que a sessão deveria seguir. E acrescenta uma indagação: até que ponto ele, em sua vida cotidiana, se permitiria pedir ajuda a alguém (o tom e a pausa sutil sublinham esta última frase), caso precisasse? Até que ponto conseguiria mostrar, dentre suas facetas, as que considerasse menos nobres ou menos favoráveis aos olhos dos outros? Sua voz adquire uma discreta inflexão maternal. Ela se dá conta e não evita. Sua intenção é exatamente constituir um campo de forças que se sobreponha à provável angústia experimentada por ele diante da possibilidade de não ter agido da melhor forma possível – como se "a" melhor forma existisse (para José pareceu que sim) e fosse, além do mais, ditada pela psicoterapeuta.

Não agindo como personagem acusadora e dona da verdade (contrariando, portanto, o que o cliente parecia esperar), ela pretendia oferecer-lhe a experiência de um "tu acolhedor", alguém que recebesse sua maneira de ser com empatia supramoral, alguém que se identificasse com ele e lhe proporcionasse o "desenho" capaz de descrever como ela se encontrava ali, na relação com ele, sem necessariamente julgar e condenar, sem se colocar no papel de quem detém a verdade. A terapeuta prossegue, mostra-lhe que poderia estar enganada em suas impressões e convida-o a ajudá-la a pensar sobre o que fora proposto.

Nesse momento estão estabelecidos dois tipos de diálogos simultâneos entre eles: um da ordem do intensivo – em que a terapeuta imprime no desempenho de seu papel um acolhimento supramoral às questões tratadas –, diferenciando-se do *script* convite do cliente, que a convoca a expressar-se com um perfil de quem tudo sabe e agir de maneira cruel e acusadora; e outro da ordem do representativo – em que a terapeuta busca "mapear" a dificuldade de ambos em constituir um contexto terapêutico que pudesse contribuir para o desenvolvimento do cliente.

José pôde deixar-se "fecundar" pelas contribuições trazidas por Maria. Reconhece o clima instalado e passa a expressar satisfação e surpresa por sentir-se compreendido e aceito. Admite que, de fato, tende a colocar-se na vida sempre pretendendo ser "interessante", buscando a todo momento agradar, e que andava meio cansado disso.

Ela sorri e assinala: "Então, pelo menos aqui, podemos tentar algo diferente, mas talvez não seja fácil para você". Ele esboça um ar de interrogação neutra, sem ceticismo. A terapeuta prossegue: "Sem dúvida, você é muito hábil em criar um clima descontraído e bem-humorado, e isso é uma qualidade e tanto. Para mim, reconheço, estava sendo muito agradável assistir à sua performance. Mas, por outro lado, o clima envolvente me levava, de fato, a ficar apenas assistindo, e não a construir com você o *script* de nosso primeiro encontro. Ao me dar conta disso, percebi que esse não seria o melhor caminho para alcançar nosso objetivo: formar uma dupla terapêutica a seu serviço".

8

José passa a narrar vários episódios de sua vida nos quais tende a controlar a situação em que se vê inserido. Ressalta, encabulado, que sente enorme prazer em amarrar, literalmente, suas parceiras sexuais, submetendo-as a seu poder. Por isso ficara impressionado com a metáfora utilizada pela terapeuta, que afirmou sentir-se "amarrada" diante dele. Brinca: "Nossa, pensei, essa mulher é uma bruxa. Lê até pensamento". E, enquanto fala, vez ou outra esboça uns galanteios mais ou menos discretos, demonstrando oscilar entre estar ali como cliente ou como sedutor.

Quando se refere a suas dificuldades em travar relações de intimidade ou em falar de si mesmo, acrescenta com ar insinuante que acha especialmente embaraçoso "se abrir" com mulheres bonitas e interessantes. Ela sorri e decide ir direto ao ponto, perguntando se ele não estaria dividido entre seduzi-la e construir com ela uma relação terapêutica. Adverte que raramente esses dois propósitos caminham bem juntos. Ele concorda, parece rir de si mesmo. Aos poucos, vai identificando partes suas que querem estar ali, no consultório, para fazer terapia e aprender a se relacionar sem necessariamente sexualizar todo e qualquer vínculo, mas ao mesmo tempo identifica também outras partes, que de fato almejam seduzir a terapeuta. Ao propor que ele examine atentamente essa divisão e assuma a responsabilidade pelo seu querer maior, ela convoca-o a apresentar-se como homem adulto que afinal de contas é, capaz de decidir e de se responsabilizar pelos próprios desejos, com os riscos que qualquer decisão envolve. Instala-se aí um novo campo intensivo, que convida José a sair do seu papel de criança empenhada sempre em agradar, passando a dividir com a terapeuta a responsabilidade pelas expectativas em relação àquele encontro.

Examinada a dúvida, a seqüência do processo promove, entre eles, um clima tranqüilo. Isso permite que o cliente vá percebendo, aos poucos, que a maior parte do tempo de seu cotidiano é ocupada na busca de encantar e seduzir, de maneira compulsiva, fazendo abortar muitas vezes a emergência de outras possibilidades relacionais.

Assim, os vários "eus" do cliente, além daquele obcecado em agradar, vão tendo oportunidade de expressar-se. As sessões com José tiveram continuidade, sob a inspiração tácita de Álvaro de Campos, o heterônimo ou o "eu" rebelde de Fernando Pessoa: "Toda a gente que eu conheço e que fala comigo / Nunca teve um ato ridículo, nunca sofreu enxovalho. / Nunca foi senão príncipe – todos eles príncipes – na vida... / Arre, estou farto de semideuses! / Onde é que há gente no mundo?" (1960, p. 390).

9

Os meses subseqüentes mostraram que a dupla terapêutica foi capaz de atuar a serviço da saúde mental do cliente. Não que a atmosfera de sedução deixasse de ir e vir com o desenrolar do processo, mas nenhum dos dois fingiu ignorá-la; ao contrário, estavam sempre dispostos a trabalhar positivamente essa atmosfera. O cliente foi firmando uma aliança terapêutica, comprometendo-se com a escolha de estar ali principalmente em razão da terapia. O fator decisivo foi a psicoterapeuta ter dissipado, de saída, qualquer possível postura recriminatória em face de manifestações de sensualidade, incluindo as que eventualmente insistissem em permanecer. Ambos mantiveram-se vivos. José tinha de fato na sedução sua referência forte de identidade, mas seria contraindicado levá-lo a despojar-se desse traço marcante por imposição moral. Caso isso ocorresse, ambos se afastariam do terreno da terapia, aproximando-se da esfera pararreligiosa, que fomenta a culpa e o castigo, de maneira velada ou não.

Não teria sido possível trabalhar as diferentes tonalidades e intenções das falas e gestos do cliente se a terapeuta não tivesse acolhido sem receio as reverberações que provocaram nela. Encantada em vários momentos, nem por isso se deixou amarrar pelas tramas sedutoras nas quais o cliente, por vezes, insistia em prendê-la e prender-se. O que importa é que deixou o cliente à vontade para que ele objetivasse nas sessões suas tendências sedutoras e seu temor, assim como seu desejo de convertê-la em mais uma de suas conquistas. E ela só chegou a isso por ter sido capaz de encarar com naturalidade esse encantamento, sem se armar com excessivas defesas, que paralisariam o processo. Assim, ela pôde falar, sentir e dramatizar, e pôde também rir desses temas e de muitos outros – por exemplo, o do pânico que ele dizia sentir, gerado pela suspeita de que estaria sempre exalando algum odor desagradável. Em mais de um momento ele insistiu em exibir seu arsenal de combate ao mau cheiro – desodorantes, colônias, balas, enxaguantes bucais, lenços perfumados, tudo cuidadosamente guardado em sua maleta de executivo.

A experiência do atendimento a esse cliente sedutor é só um exemplo – na verdade bastante comum –, semelhante a inúmeros casos relatados por supervisionandos em início de desenvolvimento do papel de psicoterapeuta. O exemplo procura ilustrar como as travas no processo psicodramático podem ser evitadas se profissional e cliente mantiverem-se em sintonia com os campos de força estabelecidos nos espaços pelos quais transitam. No entanto, é necessário que o terapeuta os enfrente de maneira tranqüila, propondo cenas e realizando sinalizações adequadas. Quando isso ocorre, o trabalho segue seu caminho. Cabe ao terapeuta formular alguns sentidos para o que se apresenta em torno e dentro de si, utilizando para tanto suas fantasias, sensações e impulsos à ação, mas sempre enfatizando a relatividade de suas impressões. Com isso, o cliente será convocado à responsabilidade de co-construir esses mesmos ou outros sentidos, igualmente temporários, para a experiência que compartilham.

O exemplo ilustra também que a relação terapêutica permite ao cliente a experimentação de situações relacionais inéditas que passam a expandir suas possibilidades de estar no mundo. Nesse caso, a profissional ofereceu às formas de ser do cliente recursos psíquicos próprios de um acolhimento supramoral, a fim de pensar com ele sobre suas atitudes, sem criticá-lo nem cair nas amarras de sua sedução compulsiva. A repetição do processo ao longo das sessões permitiu que o próprio cliente desse acolhimento às suas formas de ser, sobretudo àquelas por ele consideradas menos nobres; a repetição favoreceu também nele a perspectiva de relacionar-se com uma mulher sem necessariamente sexualizar a relação.

Para que o processo transcorra nesse diapasão, é fundamental que o psicoterapeuta desenvolva recursos que levem seu "eu total" a ser liderado por um "eu maestro". Vejamos o que essa colocação pretende dizer.

10

José é certamente um sedutor, mas não só isso. Ainda que considerássemos apenas um breve instante na vida de quem quer que seja, ninguém seria redutível a uma *fácies* única. Onde houver vida humana haverá complexidade, e não simplicidade.

Jacob Levy Moreno propõe a noção de "eu" como algo que emerge do desempenho de vários papéis. Segundo essa concepção, os seres humanos, no fluxo de suas vidas, tenderão a constituir um "eu mutante" em sintonia com os variáveis estímulos recebidos do mundo – um "eu" não só "mutante", mas também plural, visto que todos nós exercemos diferentes papéis e transitamos por diferentes composições grupais que nos convocam a ações, pensamentos e afetos nem sempre compatíveis entre si. No transcorrer da vida, diferentes campos intensivos tendem a constituir múltiplos "eus" potenciais que clamam emergir em cada um de nós.

Com efeito, múltiplos "eus" (Moreno, 1975, p. 26) compõem o sujeito a quem podemos chamar por um nome ou identificar como alguém que conhecemos, e assim será também com nossos clientes e conosco. A cada momento, um "cacho de eus" é instado a tornar-se ativo – "eus" que residem em um mesmo indivíduo e se atraem, ou se repelem, ou são mutuamente indiferentes (Fonseca, 2000, p. 91); "eus" com diferentes desejos, potências, impotências, impulsos, impedimentos, possibilidades e impossibilidades; alguns superdesenvolvidos, outros incipientes, por vezes nem sequer constituídos, mas solicitados a aflorar, tendo em vista a sobrevivência ou a expansão da qualidade de vida do sujeito em questão; "eus" mais ou menos identificados pela consciência, mas que também podem esconder-se ou pôr-se a serviço do acobertamento de outros "eus" para que permaneçam latentes e não alcancem sua atualização; "eus" dotados de forte potência criativa, que estimulam e são estimulados no rumo da ação, do sentimento, da fantasia e do desejo e, por isso, impelem na direção do novo e da criação da vida como obra aberta; "eus" defendidos, representantes da manutenção do estabelecido, temerosos em deixar-se afetar pelas experiências, receosos da possibilidade de crises e transformações.

Múltiplos "eus" (residentes em uma mesma pessoa, convém insistir), em suma, que se expressam e se constituem, momento a momento, por meio do desempenho de papéis *psicossomáticos*, correspondentes a condutas relacionadas às funções fisiológicas; papéis *imaginários*, que se dão no plano da fantasia, do sonho e do devaneio; papéis *sociais*, representados no dia-a-dia, como o de pai, mãe, filho, terapeuta etc.; papéis *psicodramáticos*, propostos no palco e no contexto dramático. Múltiplos papéis, enfim, que afetam o universo com o qual interagem e são por ele afetados.

Em contrapartida, em cada sujeito residem também as imagens de diversos "tus", "nós", "eles", "issos" e "aquilos"; a cada instante, uma mesma pessoa pode conter em si diferentes versões e impressões sobre aqueles com quem convive, sobre os fatos vividos ou de que tomou conhecimento por meio de terceiros. "Yo soy yo y mi circunstancia" – tal é a fórmula exemplar, cunhada por Ortega y Gasset.

Nessa perspectiva, a identidade pessoal do indivíduo apenas traduz aquilo que nele se repete e predomina, e não o seu "eu total". Daí podermos considerar enganosa a noção generalizada de "identidade pessoal". Esse *quantum* de invariância individual a que se costuma chamar "identidade" pode resultar de experiências que fortalecem determinada maneira de ser, que trazem mais prazer ou mais potência de adaptação aos ambientes de convívio, mas pode também resultar de defesas que "protegem" o indivíduo de ser afetado por novas experiências, defesas que visam a evitar crises e dúvidas diante de projetos de vida estabelecidos.

Caminhar pela vida conscientes de nossa multiplicidade mutante não é tarefa das mais fáceis. A sobrevivência, no mais das vezes, exige prontidão de resposta diante do mundo; conflitos e dúvidas não favorecem tal prontidão. É possível que essa seja uma das razões que justificam certa tendência humana a apartar da consciência as expressões de "eus" incompatíveis entre si, fortalecendo identidades parciais, tomando-as como uma identidade total.

11

Álvaro de Campos, heterônimo de Fernando Pessoa, já nosso conhecido, afirma: "Quanto mais eu sinta, quanto mais eu sinta como várias pessoas, / Quanto mais personalidades eu tiver, / Quanto mais intensamente, estridentemente as tiver, / Quanto mais simultaneamente sentir com todas elas, / Quanto mais unificadamente diverso, dispersadamente atento, / Estiver, sentir, viver, for, / Mais possuirei a existência total do universo, / Mais completo serei pelo espaço inteiro fora" (Pessoa, *op. cit.*, p. 375).

O poeta, em princípio, não tem nada a perder, por isso permite-se sonhar a utópica totalidade, o absoluto. O risco para quem dá livre curso à multiplicidade de vozes e seres que o habitam é a dispersão, além do sentir-se convocado a ações desgovernadas e irresponsáveis. Mas reconhecer-se impelido a tais ações não é o mesmo que realizá-las. Muitas vezes podemos contê-las, desde que tenhamos desenvolvido a liderança de um "eu maestro", capaz de captar, até onde é possível, o estímulo do mundo, na vertente de "eu observador" (Fonseca, *op. cit.*, p. 91), e capaz também, com algum critério inerente à experiência, de decidir quais ações serão realizadas, a cada momento, na vertente de "eu ético"[5]. Entenda-se aqui por "eu ético" aquele competente na arte de trocar de papel com os outros com quem se relaciona e examinar os diferentes desejos que circulam dentro de si (Féo, 1999, p. 137-144). O "eu ético" avalia as ações do "eu total" a cada momento, levando em conta a si mesmo, ao outro e à comunidade em que se inserem em sentido amplo.

O "eu maestro" aqui proposto em nada se confunde com um "eu neutro", isento, que examine e classifique objetivamente aquilo que se

5 Proponho que ao "eu ético" se contraponha o "eu moral", aquele que rege as ações do "eu total", com base em um código moral vigente, independentemente da experiência do aqui e agora.

ofereça à sua observação. O "eu maestro" navega em águas incógnitas, sem se ater a porquês, mas buscando identificar como cada acontecimento afeta cada um dos "eus" dos quais se pretende o guardião e quais deles estabelecem entre si vínculos que se aliam, guerreiam ou convivem em paz. E é preciso que esse "eu maestro" transite também pelo terreno fora e além da linguagem (pois na linguagem nossas idéias tendem a unificar o que é diverso e distinto – Maldonado, 2001, p. 46), a fim de suportar intensidades às quais não é capaz de atribuir sentido algum. A chave é seguir o rasto de símbolos produzidos pelos papéis imaginários que habitam o "eu total", com seus sentidos que se enriquecem, renovam-se, e cujos mistérios se atualizam. O "eu maestro" receberá com acolhimento supramoral os *acting-outs* inevitáveis[6], buscando articulá-los a sentidos transitórios e incompletos. Assim, estará apto a pensar as experiências e os próprios pensamentos daí emergentes; será pródigo em desenhar identidades transitórias, cujas dinâmicas psíquicas reconfiguram-se no contato com um mundo singular, irrepetível, protegendo o "eu total" de identidades invariantes, que tendem a fixar maneiras de estar e apreender o mundo à margem das transformações.

Nessa direção, o indivíduo ou grupo que tenha desenvolvido em si um "eu maestro" torna-se competente na arte de captar os anseios dos diversos "eus" que integram o "eu total", em que ressoam os diferentes campos intensivos que se apresentam momento a momento. A partir daí, serão estabelecidos critérios para:

a) selecionar, do ambiente, os estímulos e intensidades que favoreçam a expansão do universo do "eu total", distinguindo-os daqueles que apenas o desorganizam e provocam sofrimento psíquico (seja porque naquele momento o indivíduo não dispõe de recursos para "metabolizar" a experiência – o que resulta em vivência traumática –, seja porque as circunstâncias impelem-no à consolidação de forças internas improdutivas em relação às metas gerais propostas pelo "eu total");
b) estimular o indivíduo a aproximar-se ou afastar-se, mais ou menos, de situações que a vida apresenta;

6 Um exemplo: Maria, na primeira consulta de José, provavelmente atuou, em certa medida, contracenando com José em seus papéis de sedutor e humorista. Nesse caso, foi preciso que fosse assim para que Maria pudesse integrar ao seu papel profissional elementos intensivos que circulavam na sessão.

c) construir novas maneiras de agir e novas parcerias que potencializem ações co-criativas a serviço da construção e sustentação de novos universos que o indivíduo almeje habitar.

Caberá ao "eu maestro", portanto, escutar as "músicas" entoadas pelos "eus" parciais, em resposta às diferentes situações e relações que se estabelecem, a fim de escolher as melhores parcerias para criar novas sinfonias, aumentando ou diminuindo o volume das performances em sintonia com o momento. O "eu maestro" saberá silenciar o "eu total", para que este se desapegue de seus números "prediletos", deixando-se atravessar por boas melodias executadas ao seu redor, algumas delas nunca antes ouvidas.

A fim de não perder tempo com músicas que o distraiam ou lhe roubem energia e potência, o "eu maestro" adotará como parceiro constante o "eu marinheiro", que sabe das "forças dos ventos" e o orientará sobre as rotas mais favoráveis, sem que tenha de travar lutas insanas com forças maiores que fariam o "eu total" gastar energia inutilmente. O "eu marinheiro" será também seu aliado para decidir os momentos em que ligará os "motores de sua embarcação", conduzindo suas melodias para os recantos desejados, mesmo que alguns ventos se oponham. O "eu maestro" precisará ser competente ainda na arte da síntese, embora transitória, para compor "diferentes partituras" ajustadas a diferentes momentos segundo critérios que vai construindo e desconstruindo com base nas experiências que se lhe ofereçam no curso da vida.

Caberá ao "eu maestro" selecionar os "eus" convocados a executar a "sinfonia" selecionada a cada instante. Assim, pouco a pouco, tenderá a configurar forma, intensidade e sentido temporários para o desempenho de diferentes papéis. E, acima de tudo, saberá que seus critérios de decisão são relativos, seu saber é apenas a expressão de um discernimento provisório, por vezes equivocado, vale dizer, sempre limitado e humano.

12

Dentro dessa perspectiva, considero que o diretor de psicodrama e sua equipe terão boas chances de realizar um trabalho sem travas sempre que puderem desenvolver um certo amor pelo caos e assumir funções capazes de acolher o mistério e a dúvida, desde que adotem como gestor de seu "eu total" um "eu maestro". E o amor pelo caos não há de ser confundido com a falta de habilidade do diretor de psicodrama, que, ao tentar concretizar no palco psicodramático as subjetividades e os campos de força ali presentes, acaba por produzir cenas dramáticas confusas, em que os atores espontâneos, usando um exemplo dos mais simples, falam ao mesmo tempo e ocupam no palco lugares que dificultam ou mesmo impossibilitam a "leitura" de sua expressão corporal, entre outras manifestações importantes. O caos a que me refiro está ligado à ausência de significados imediatos e não se confunde com o caos em cena, que é de nível estético, originado da imperícia do psicodramatista.

O melhor psicodrama será então, a meu ver, aquele servido por um diretor que se aprimora nas artes dramatúrgicas e com elas alimenta sua competência para promover uma atividade psicodramática que, com arte e estética, vá além do senso comum dos enredos espontâneos produzidos com o grupo, mas sem a pretensão de atribuir um sentido fechado a vivências cujos sentidos possíveis são irreversivelmente complexos e múltiplos.

É fundamental que o psicodramatista leve sempre em conta sentimentos e emoções, as várias sensações que o atravessam durante o exercício profissional, sejam elas ilógicas, irracionais, sejam aparentemente "inadequadas", e não tenha pressa em buscar sentidos, em si mesmo ou no cliente, para justificar tais sensações. É preciso que se mantenha em sintonia com o que sente, pois, querendo ou não, o que sente também tomará parte do mapeamento dos caminhos da sessão, assim como interferirá nas interpretações dos acontecimentos a serem promovidos em conjunto. O melhor a fazer é levar isso tudo em conta.

Cumpre assinalar que, estabelecido um campo intensivo, é preciso ir oferecendo ao cliente, pouco a pouco, os recursos necessários para que esse campo possa ser ao menos parcialmente identificado e, se possível, representado e simbolizado, passando a fazer parte das reflexões elaboradas pela dupla terapêutica. Nesse sentido, a função do psicoterapeuta é estimular e produzir novos sentidos para as realidades examinadas. As técnicas psicodramáticas e o pensar permeado às cenas expandem as possibilidades desse processo.

As intervenções terapêuticas não se dão apenas no terreno do alfabeto representativo, mas também do intensivo. Um cliente avança em seu processo terapêutico também a partir de climas intensivos instaurados pelo psicoterapeuta ou pelos colegas de grupo. Dessa forma, o psicoterapeuta exerce também a função de estimular e produzir novos campos intensivos, nada impedindo que essas diretrizes se apliquem, igualmente, a psicodramas ocorridos fora do *setting* terapêutico.

Tais são, em linhas gerais, as reflexões suscitadas pela idéia de um psicodrama "no dorso do tigre" – empenhado (conforme sugerem título e subtítulo deste ensaio) em dar livre acolhida à vontade de potência e em conviver criativamente com o medo do desconhecido. Essas reflexões descortinaram-se e desenvolveram-se baseadas no caso ficcional, aparentemente corriqueiro, do cliente sedutor diante de sua encantada psicoterapeuta.

Referências bibliográficas

BION, W. R. *Conferências brasileiras*. São Paulo: Imago, 1973.

FÉO, Milene De Stefano. "Matriz de identidade e identificação". In: *Revista da Febrap*, 1999, p.137-144.

FONSECA, José. *Psicoterapia da relação: elementos do psicodrama contemporâneo*. São Paulo: Ágora, 2000.

MALDONADO, Mauro. *A subversão do ser: identidade, mundo, tempo, espaço: fenomenologia de uma mutação*. Petrópolis: Fundação Petrópolis, 2001.

MORENO, J. L. *Psicodrama*. São Paulo: Cultrix, 1975.

NAFFAH, Alfredo. *Paixões e questões de um psicoterapeuta*. São Paulo: Ágora, 1989.

NIETZSCHE, F. "Sobre a verdade e a mentira". In: *Obras incompletas*. São Paulo: Abril Cultural, 1974. (Coleção Os Pensadores.)

______. *A Gaia ciência*. São Paulo: Companhia das Letras, 2001.

PESSOA, F. *Obra poética*. Rio de Janeiro: José Aguilar, 1960.

Milene De Stefano Féo

Psicodramatista, terapeuta didata e professora supervisora pela Febrap, com foco terapêutico e socioeducacional. Professora do curso de formação em psicodrama do Instituto Sedes Sapientiae – São Paulo.

E-mail: milenefeo@uol.com.br

9. O mal-estar do terapeuta

Moysés Aguiar

A criação não é uma compreensão, é um novo mistério.
Clarice Lispector

Ser terapeuta é uma escolha que envolve necessariamente uma disponibilidade quase irrestrita para acolher com interesse e dedicação as questões existenciais que afligem aqueles que buscam ajuda. É uma tarefa fadada ao fracasso, se não for feita com prazer.

Não deve ser um ato forçado e, portanto, penoso. O que não exclui, entretanto, desconfortos tanto pontuais quanto estruturais, questionamentos que configuram desafios, conflitos e contradições. A bem da verdade, tais desconfortos chegam a ser até mesmo usuais e favorecem a reflexão sobre o papel do terapeuta, reflexão essa indispensável à permanente ampliação de sua competência e de sua postura ética.

O propósito dessas considerações é levantar alguns pontos sobre a vivência desconfortável da relação com sujeitos que oferecem determinadas dificuldades ao processo terapêutico, quando, a despeito da dedicação do terapeuta, o trabalho parece não frutificar. O enfoque escolhido é o quanto essas dificuldades têm que ver com a terapia como tal.

O politicamente correto

A ajuda profissional é um ato político, tanto quanto outras formas de ajuda. Não é possível dissociá-la da organização global da sociedade e das contradições que presidem as relações entre seus membros, especialmente no que diz respeito às questões de poder – não necessariamente o poder formal, mas aquele que se traduz nas microações do cotidiano.

Lembro-me de que, nos meus tempos de estudante universitário, me surpreendi com a informação, trazida por colegas que tinham recentemente visitado a União Soviética, de que naquele país não existia essa figura do psicanalista, um papel estranho e incompatível com o tipo de sociedade que ali se construía: a psicoterapia, assim como a psicanálise, embutiria um viés individualista, muito mais próximo do ideário do capitalismo do que da utopia socialista.

O questionamento da correção política tem sido feito, nos últimos tempos, por meio da exigência de uma terminologia que não induza/traduza conteúdos ideologicamente inaceitáveis. Assim, o termo "terapeuta" como "aquele que ajuda" tem um trânsito relativamente tranqüilo. Seu complementar, o "outro" da relação terapêutica, entretanto, não encontra, nas alternativas correntes, uma designação confortável.

A tradição médica, que funciona como arquétipo das várias terapias dela derivadas, ainda utiliza, para esse "outro", o termo "doente". Isso tende a ocorrer nos espaços mais dominados por uma postura antiga e acrítica. O nome mais usual, que de certa forma representa um pequeno avanço em relação ao anterior, é "paciente".

No campo psicoterápico, a tendência tem sido, na tentativa de afastar o caráter de sofrimento e de passividade veiculado pelo termo "paciente", substituí-lo por "cliente". Como esse termo tem sido apropriado pelo marketing hegemônico como sucedâneo do tradicional "freguês", acabou contaminado pela conotação mercantilista.

Paralelamente, as contribuições de pensadores que têm exercido significativa influência sobre o mundo pós-moderno têm assinalado a importância de considerar criticamente o processo de "fazer cabeças" – na educação, na terapia e em outros espaços equivalentes – como estratégia de dominação e, portanto, parte integrante da luta entre dominadores e dominados. Daí a noção contemporânea de "sujeito": aquele que em suas relações preserva sua liberdade e sua individualidade e mantém, portanto, o comando da própria vida.

Nessa perspectiva, o "outro" da relação terapêutica é um "sujeito", que não deve ser subjugado a pretexto de suas fragilidades. Um enorme desafio na formulação da proposta de ajuda.

Ainda que se opte por essa designação como conceitual e politicamente "mais correta", o problema não se resolve, uma vez que essa mesma linha de raciocínio nos leva a pensar no terapeuta também como "sujeito" que, se não deve subjugar o outro, também não deve ser por ele subjugado. Ou seja, a relação corretamente posicionada seria sujeito–sujeito. Mas, como a cada a um dos pares cabe um papel distinto, complementar, este último rótulo não daria conta dessa diferenciação.

Essas questões constituem um pano de fundo para as discussões que se seguem.

Como se constrói a relação

A construção de uma relação é sempre uma obra que se realiza a múltiplas mãos. Exige no mínimo quatro, em uma primeira olhada mais superficial. Mas um exame mais detalhado necessariamente revelará a presença de muitas outras, mesmo quando a investigação circunscreve-se ao vínculo dual. Daí a formulação teórica de que o *átomo social* se compõe de vínculos de distintas naturezas, identificados como *vínculos atuais*, *residuais* e *virtuais*.

O aquecimento para estabelecer a relação terapeuta–sujeito pode ser identificado nos dois pólos, de maneira independente, e percorre uma trajetória freqüentemente bastante longa antes que se chegue à relação propriamente dita.

No campo do terapeuta podemos rastrear os primórdios na própria infância do indivíduo, quando se costuma sinalizar, precocemente, a necessidade de uma definição profissional: "O que você vai ser quando crescer?" Tal pergunta costuma acompanhar todo o período de desenvolvimento da pessoa, com maior ou menor força, mas com presença sempre garantida. Há um processo lento e constante de mapeamento de habilidades e preferências, em que as várias hipóteses, sob maior ou menor pressão social, vão sendo experimentalmente construídas e rejeitadas, cedendo lugar a um número restrito delas, que acabam apontando para uma determinada direção.

Para a maioria daqueles que são social e economicamente diferenciados (é nesse estamento que se situa grande parte dos futuros terapeutas), vem, na seqüência, a escolha da carreira, concretizada no ingresso em uma faculdade. Ela ainda não é, em geral, definitiva. Está sujeita tanto a um detalhamento no sentido de uma maior especificidade quanto até mesmo a mudanças importantes e radicais.

Para que o profissional da ajuda esteja pronto, é necessário um período adicional significativo de investimentos em capacitação. Além disso, sua identidade laboral é matriciada por meio de um processo de incorporação ao segmento social respectivo, em que ele mesmo vai gradativamente se reconhecendo como tal e sendo pelos demais reconhecido. É o que em psicodrama chamamos de *matriz de identidade*.

Faz parte desse processo a definição do local onde trabalhará, o que, por sua vez, é condição para o passo seguinte: a atuação propriamente dita, com autonomia e pleno reconhecimento, agora também pelo potencial "sujeito" de seus serviços.

Examinando o outro pólo, o do sujeito, podemos dizer que a necessidade de ajuda também se configura gradativamente, ao longo da trajetória pessoal, na condição de um ente historicamente construído.

Em dado momento, começam a ser constatados um importante desconforto, sinais de sofrimento psíquico, impossibilidade de superação de barreiras por iniciativa e energia próprias. Começa a tomar forma a necessidade de ajuda.

Não é imediata, entretanto, a decisão de recorrer a um auxílio profissionalizado, uma vez que ela depende de uma série de condicionantes específicos a cada caso: pressões contra e a favor, mitos e fantasias coletivas que cercam a situação, crenças e descrenças, custos morais e materiais, o encaixe de um novo compromisso nas rotinas de vida, e assim por diante.

Quando a decisão está relativamente madura, impõe-se a definição do profissional a ser procurado. Indicações, sugestões, entrevistas de pesquisa, e o aquecimento torna-se cada vez mais específico.

A essa altura, a relação terapêutica já começa a ser esboçada. A participação de terceiros nesse processo – amigos, parentes, aconselhadores – é um dos indicadores das "outras mãos" a que fiz referência no início: eles não só participam das preliminares como seguem fazendo parte do átomo social que se constitui em torno da terapia.

Os dois atores[1] entram agora em cena. Cada qual traz como contribuição ao *projeto dramático* em gestação (por definição, necessariamente coletivo) um conjunto de disposições afetivas, saberes, experiências e disponibilidades.

Nada é ainda definido e definitivo, os parceiros vão se estudando mutuamente, lançando ações propositivas, aguardando reações, fazendo apostas e reformulando expectativas em função das respostas do outro. Pouco a pouco vão se caracterizando como uma unidade relacional.

Uma unidade relacional assimétrica

Não se trata de uma relação horizontalizada: a despeito de todos os pruridos anarcodemocráticos, ela é, por definição, vertical e assimétrica.

Para começar, temos o território em que ela se constrói. Salvo exceções, o *locus* do encontro é o espaço do terapeuta – aquele que mencionamos anteriormente. Situa-se em um ponto que atende aos critérios e prioridades do profissional, assim como atende-os o arranjo do espaço cênico, *lato sensu*: os elementos que o integram traduzem valores, operações, limitações e desejos do terapeuta, e se transformam, por isso mesmo, em cenário.

Teoricamente, o espaço cênico é a área em que se dramatiza (o palco) enquanto que o cenário é o substrato material do drama encenado e parte necessária e indispensável da semântica teatral. Aliás, a importância do *locus* da relação é equivalente à do *habitat* como extensão do corpo do indivíduo: é o *habitat* da relação.

O *locus* da relação terapêutica é praticamente imposto por uma das partes: o terapeuta. Não é o caso de discutir, por ora, se essa imposição é justificável ou não. Ao longo do processo, esse dado tende a ser ressignificado pelo sujeito, tanto como forma de defender sua integridade como por exigências emergentes da própria relação. A matriz, entretanto, está dada e dificilmente sofre alterações importantes.

---

1 A menção a dois atores aqui embute um significado mais amplo: não necessariamente duas pessoas, uma vez que é possível considerar o terapeuta uma equipe terapêutica, composta de dois ou mais membros, assim como é possível considerar o sujeito um grupo de pessoas (casos da psicoterapia de grupo, da terapia familial etc.). Em outros trechos, a referência a grupos inclui a noção de grupo de dois, a díade terapêutica.

O pedido de autorização para movimentar-se no espaço físico (por exemplo, "onde me sento?" ou "posso ficar aqui?") explicita o reconhecimento de um território de poder: o lugar onde eu, sujeito, piso é domínio do outro, o terapeuta, a quem devo me subordinar.

Um dos pressupostos para essa subordinação é que, na edificação da relação, o terapeuta contribui com sua força e o sujeito com sua fragilidade. Nessa lógica, o frágil se coloca/é colocado nas mãos do forte. O forte tem, em tese, o equilíbrio emocional que o fraco não tem. Tem a sabedoria que falta ao fraco. Conhece as técnicas de manejo. Penetra no íntimo do paciente (na acepção mais pura), sem que o inverso seja necessariamente verdadeiro. Ou seja, o terapeuta tem todas as condições para estabelecer sua supremacia.

É bem verdade – Hegel demonstrou – que uma relação de dependência como a anteriormente descrita implica uma inevitável contradição, na medida em que o dependente acaba adquirindo força de controle sobre seu protetor. Desse ponto de vista, o dependente pode até mesmo ser caracterizado como o detentor do verdadeiro poder.

Tanto é assim que, na prática, mercadologicamente falando, o terapeuta geralmente depende do "cliente", porque é por ele sustentado: é com o dinheiro que recebe que paga suas despesas e projetos econômicos. São incontáveis as conseqüências desse fato sobre a atuação profissional.

Na hora de estabelecer o chamado contrato terapêutico, as regras costumam ser formuladas basicamente para atender às conveniências do terapeuta: duração e freqüência das sessões, o valor a ser pago (sujeito a negociação, porém dentro dos limites fixados pelo profissional), o critério e a forma de pagamento, penalidades para faltas e atrasos, procedimentos relativos a férias, horários etc. Ele só não chega a equiparar-se aos contratos de serviços bancários, escritos em corpo 6 e linguagem hermética, porque existe a possibilidade de um olho-no-olho entre o "prestador de serviços" e o "usuário". As cláusulas podem ser esclarecidas e justificadas, mas raramente suscetíveis a modificação.

Como trata-se de um contrato de adesão, eventual discordância ensejaria muito mais um fracasso do vínculo do que sua transformação. E é muito comum que um rompimento acabe acontecendo mesmo – um pouco mais tarde, às vezes –, embora de maneira sutil, mas nem sempre suficientemente explícita.

Por outro lado, a assimetria da relação faz-se evidente, de maneira ainda mais inequívoca, quando enfocamos as questões metodológicas.

O método de trabalho é escolha exclusiva do terapeuta, integra sua formação profissional e sobre ele o sujeito não tem praticamente nenhuma chance de opinar – e muito menos de decidir. Aliás, essa é uma atribuição que, entre outras, embasa o direito de o terapeuta receber pagamento em troca do que faz: ele é o que sabe quando e como agir para garantir o sucesso da empreitada.

Mesmo nos casos em que o terapeuta consulta o sujeito, formal ou informalmente, sistemática ou assistematicamente, para formatar sua atuação, o próprio ato de consultar é um dispositivo que faz parte do método. Ele não decorre apenas de uma postura ético-ideológica. No máximo, representa a tradução técnica de um valor condicionante. Mas carrega os mesmos vícios da liberdade concedida: quem tem o poder de conceder tem o poder de negar.

A consulta configura, assim, uma estratégia do terapeuta, que a utiliza à sua discrição. O ritual terapêutico segue sendo uma escolha do terapeuta.

Lembrando, ademais, que a linguagem utilizada na comunicação acaba sendo o "dialeto" da linha teórica adotada pelo ajudador. É curioso o fenômeno de que pessoas terapeutizadas acabam transportando para outras situações a terminologia aprendida nas sessões psicoterápicas. Mesmo quando, por decisão técnica, o profissional procura utilizar o vocabulário do sujeito, esse é um cuidado que mal disfarça a intenção de colocá-lo em uma posição de inferioridade por não saber falar a linguagem "elevada" do terapeuta.

Equilíbrio sistêmico

A descrição anterior apenas insinua, quase caricaturalmente, a complexidade da construção da relação terapêutica. No entanto, seria injusto e impróprio atribuir essas características à especificidade dessa categoria interacional, uma vez que ela é apenas um caso particular de um universo mais amplo, a intersubjetividade humana.

Com efeito, para dela alcançar alguma compreensão é preciso levar em conta seu caráter de jogo (no melhor sentido): um jogo de ofertas e demandas, contra-ofertas e contra-demandas, em um contínuo de busca de complementaridades sempre provisórias.

O caráter provisório não significa que as relações sejam por natureza instáveis, amorfas e caóticas. Até porque faz parte da natureza do jogo a demarcação de alguns roteiros seguros, um sistema de expectativas – regras explícitas ou implícitas –, que balizam os intercâmbios entre os participantes.

Esses caminhos seguros adquirem a função de organizadores (como na embriologia) e sua configuração pode ser descrita como vertentes estruturais. Em outras palavras, algumas ofertas/demandas têm tal prevalência sobre as demais que acabam por adquirir um caráter estruturante. Tomando-as por outro ângulo, Bustos (1998) as designa como *clusters*[2], fundamentais na aprendizagem e no desempenho de papéis.

É assim que se instituem os grupos, desde os diádicos até os mais numerosos, desde aqueles cujas finalidades poderiam ser consideradas extremamente simples, até os altamente sofisticados.

Alguns membros dos grupos, quando investidos de alguma forma de poder – um item fundamental no jogo de oferta e demanda –, utilizam, de maneira intuitiva ou racionalmente planejada, ferramentas destinadas a conformar o grupo a um modelo que corresponde ao que desejam. Dizemos, nesse caso, que eles detêm o *poder instituinte*. Poder esse que se mostra ainda mais potente quando esses membros do grupo representam – e portanto reproduzem – alguma instituição já existente, que endossa seus atos.

A instituição "psicoterapia", por exemplo, que nos interessa aqui de modo particular, enquadra todos os que com ela integram, profissionais e usuários, utilizando recursos instrumentais sedimentados ao longo do tempo. E aí não importa se a psicoterapia é praticada por agentes ditos autônomos (nos consultórios particulares) ou vinculados a uma instituição maior (hospitais, clínicas, serviços públicos de saúde, por exemplo): em todas as situações, o fenômeno se repete.

Esses dispositivos instituintes são manejados, em geral, por gestores organizacionais, educadores e terapeutas, *lato sensu*, devidamente ancorados em projetos políticos (nebulosos ou bem definidos) e presu-

---

2 A referência bibliográfica para este conceito está indicada no final do capítulo. Lamentavelmente, a tradução adotou como termo equivalente "grupamentos", em vez de "cachos", usualmente preferido pelos psicodramatistas brasileiros, e que talvez facilite mais a compreensão do sentido da proposta teórica.

midos conhecimentos técnicos, que suscitam duas ordens de questões, uma ética e outra técnica.

No plano ético, há que se pensar, inicialmente, a legitimidade e os limites da utilização de dispositivos instituintes, uma vez que se trata de uma atuação por meio da qual se estabelece alguma forma de sujeição de terceiros.

Mesmo a explicitação dos propósitos, submetendo-os à aprovação dos envolvidos, acaba configurando um específico dispositivo instituinte em si, de natureza opcional, que pode inclusive ser verdadeiro ou apenas formal. A metamensagem desse recurso pode muito bem ser: "Não esquecer que o poder me pertence, ainda que eu me permita exercê-lo de forma generosa".

A concessão pode até mesmo tornar ainda mais grave a situação, na medida em que pode embutir uma tentativa de disfarce do poder instituinte, mantendo-o invisível, sem condições, portanto, de ser abordado. É o engano travestido de generosidade.

O que garante certo equilíbrio sistêmico é que, sendo ou não essa condição claramente admitida, seus desdobramentos éticos estarão sendo constantemente questionados, de uma forma ou de outra, pelos integrantes da unidade relacional.

Daí que sua discussão explícita possa ser considerada, em tese, um componente positivo, uma espécie de vigilância ética em uma situação de insolúvel contradição.

Já do ponto de vista técnico, é importante ter presente que o jogo nunca se define pela aparente e transitória supremacia de uma das partes. A dinâmica do grupo tratará sempre de encontrar um equilíbrio mais confortável, de modo que o exercício de poder instituinte sempre obterá algum tipo de contraponto, senão direto e imediato, pelo menos indireto e mediato.

Muitas disfuncionalidades que observamos na vida dos grupos podem inclusive ser a expressão de um desconforto dessa ordem, mobilizando a reflexão e as correspondentes iniciativas por parte do líder institucional.

Por outro lado, é importante relembrar que mesmo os chamados grupos autônomos (ao contrário dos anteriormente comentados, que são claramente heterônomos) acabam instituindo um líder, ao qual atribuem um poder condutor (*to lead* = levar, conduzir), provavelmente mais explicitamente controlado, porém com força suficiente para conformar o grupo a um determinado modelo, herança residual de institucionalidades que permeiam o co-inconsciente.

A proposta do psicodrama

O psicodrama, em qualquer de suas modalidades e finalidades, não fica imune às condições anteriormente descritas, embora seu arsenal técnico inclua recursos destinados a contornar alguns dos inconvenientes próprios de seu marco instituinte.

Um desses recursos é a proposta de que a incumbência terapêutica não seja prerrogativa exclusiva do "médico" (como dizia o criador do psicodrama), mas sim uma responsabilidade repartida entre todos os participantes do evento psicodramático.

Essa é, talvez, uma das contribuições mais significativas de seu método. Antecipando inclusive o que hoje em dia se caracteriza como a "cidadanização" da terapêutica, ou seja, o reconhecimento de que o projeto terapêutico (atenção: não só psicoterapêutico) deve ser construído com a ativa participação dos sujeitos ao qual está destinado. Sem essa participação, aliás, qualquer iniciativa de intervenção estaria fadada ao insucesso por falta de "adesão", hipótese em que o ajudado, não aceitando ser sujeitado, faz da não-colaboração o veículo de protesto contra a exclusão.

Balint iniciou, no famoso Tavistock Institute, de Londres, grupos de médicos com o objetivo de ampliar sua visão clínica para nela incluir as contribuições da psicanálise – os chamados "grupos Balint", que se expandiram internacionalmente. A chave do sucesso da iniciativa parece ter sido a de que, considerando que nada podia ensinar a seus colegas a respeito de como operacionalizar essa inclusão, Balint propunha que todos se encarregassem, conjuntamente, da busca experimental. A mesma estratégia defendida por Moreno, para quem a investigação social pressupõe, como na terapia, a outorga do *status* de pesquisador a todos os sujeitos da pesquisa.

Mas esse pressuposto nem sempre garante, tanto em pesquisa quanto em psicoterapia, a decantada participação igualitária do profissional e de seu sujeito na definição dos rumos do trabalho.

Isso porque, todos sabemos, a construção dos papéis subordina-se ao projeto dramático "real" dos envolvidos na relação, e não a seu equivalente "nominal". Ou seja, o que de fato queremos nem sempre corresponde ao que dizemos querer. Ou ainda, nem sempre o que queremos corresponde ao que podemos. E o peso dos condicionantes socioculturais e econômicos tende a superar o das explícitas boas intenções.

O imaginário do sujeito (situando-se como "paciente") atribui ao profissional a quem ele se entrega o papel de terapeuta, que por definição é aquele que pode ajudar porque detém a competência. E, com base nisso, tende a depositar nele a responsabilidade pelo bom resultado do trabalho – qualquer que seja o critério de aferição estabelecido.

Nessa perspectiva, porém, a relação de ajuda fica desde cedo comprometida. Porque, por definição, o que se espera do ajudante é uma atuação subsidiária à do ajudado. É ele quem define o que deve ser feito e de que tipo de auxílio o ajudado necessita – e não o contrário.

No que diz respeito à psicoterapia, o sujeito-ajudado é, em tese, o detentor do poder sobre sua vida e seu destino, buscando um coadjuvante apenas porque não está dando conta de chegar lá sozinho e com seus próprios recursos. Se essa condição não se torna efetiva, na prática, a relação de ajuda fica pervertida.

Tal perversão tem seu correspondente, aliás, no imaginário do próprio terapeuta, que atribui a si mesmo a responsabilidade de salvar a vida do paciente, exigindo de si a potência (quase) divina adequada à enormidade da tarefa. Ele tem de ser forte para comunicar força. Tem de ser sábio para comunicar sabedoria. Tem de ser equilibrado para comunicar equilíbrio. Tem de ser puro para comunicar pureza. Ainda que tudo isso seja apenas uma simulação.

A co-responsabilidade terapêutica propugnada pelo psicodrama pode restringir-se, assim, a uma formulação onírico-utópica se não forem considerados esses jogos de expectativas.

Há, por outro lado, um equívoco que precisa ser desfeito. É comum afirmar que a pessoa deve ou pode "ajudar-se" e que sem isso ninguém poderá fazer nada por ela. Essa afirmação fundamenta todas as propostas de auto-ajuda e poderia, inadvertidamente, ser tomada como justificativa para a posição psicodramática de considerar terapeutas todos os sujeitos envolvidos em uma situação terapêutica.

A idéia mestra da auto-ajuda é a de que o sujeito dispõe de recursos próprios, que podem ser mobilizados em situações críticas, ampliando assim seu potencial de solução de problemas. O que até pode ser um bom postulado.

A rigor, entretanto, a ajuda implica necessariamente o aporte de algo novo, provindo de uma fonte externa. No caso da auto-ajuda, então, poder-se-ia considerar terapêutico o estímulo à descoberta e à utilização de potenciais adormecidos, estímulo esse concretizado em conselhos e desafios. Não se trata, portanto, de o sujeito, por conta própria, autoconvencer-se de que os problemas inexistem, nem tampouco de que tem capacidade de sobrepor-se a eles sozinho.

Na realidade, quando alguém amplia a utilização dos recursos de que dispõe, isso não caracteriza ajuda em sentido estrito, mas sim crescimento, desenvolvimento. Se ajuda existe é de um outro que lhe facilita crer que isso seja possível, desde que os recursos de fato existam e estejam sendo mesmo subutilizados.

No caso da psicoterapia psicodramática, a ajuda caracteriza-se pela proposta de construção de um projeto co-participativo de investigação e superação de problemas para minorar o sofrimento psíquico do sujeito. A responsabilidade terapêutica concretiza-se nessa oferta, que deve partir do diretor, daquele que por suposto dispõe de recursos para garantir a efetividade do projeto.

Ou seja, é por meio da utilização desse dispositivo que ele se faz terapeuta (ajudante) – e continua sendo por todo o tempo, enquanto o sujeito, cliente ou paciente, deve seguir na condição de ajudado (senhor do projeto).

Esse é o dispositivo essencial do método. Voltemos, agora, nosso foco para aspectos mais concretos da tarefa a ser desempenhada em conjunto.

A tarefa concreta

Na tradição psicanalítica, o pressuposto é que o analisando traz o material e o analista interpreta. O psicodrama mimetiza, de certa forma, esse modelo, com algumas modificações.

O psicodramatista permite-se estimular a produção do material terapêutico para torná-lo mais significativo, recorrendo aos mais variados recursos. Pode fazer perguntas e pedir esclarecimentos, sem limitar-se à verbalização espontânea das associações livres. Pode solicitar relatos de histórias, "reais" ou "fictícias", tematizadas ou não. Pode mobilizar emoções por meio da música, do movimento corporal, de contos ou poesias, de notícias de jornais, de jogos lúdicos, competitivos ou teatrais. Pode recorrer a objetos que adquirem caráter simbólico. Enfim, a criatividade é ilimitada quando se trata de fazer emergir a temática protagônica.

Por outro lado, são valorizadas as formas não-verbais de comunicação, que deixam de ser mero complemento da palavra falada, como as expressões faciais, posturais e fonológicas: as palavras passam a ter função complementar a essas outras manifestações.

Mas, como principal bandeira do método, o dispositivo de resistência é a encenação improvisada dos temas em exame, seja na forma de recriação de histórias vividas pelo sujeito, seja de criação de novas histórias, assumidamente fictícias. No imaginário cênico são explicitados e vivenciados, de maneira co-criativa, os modelos relacionais que integram a experiência do sujeito e que se colocam na mira dos processos de transformação.

Se observarmos bem, todas essas modalidades de trabalho não excluem, necessariamente, a condição de que a matéria-prima da construção sejam as expressões, trazidas à sessão, aqui e agora, das vivências do sujeito, quer no contexto social (relatos de experiências vividas lá fora), quer no contexto grupal (dentro do espaço terapêutico) ou no contexto dramático (durante a dramatização da qual o próprio sujeito esteja participando).

Alguns terapeutas mais ousados, entretanto, conseguem livrar-se desse condicionante e tomar como ponto de partida não o material "trazido" diretamente pelo sujeito, mas as emoções e fantasias suscitadas nele, terapeuta, independentemente do que o sujeito faça ou fale.

Cito de novo Michael Balint: inovador da psicoterapia e da clínica, ele propunha que os sentimentos do médico diante do sujeito eram um importante indicador da doença deste, vista de um prisma mais aberto do que a mera abordagem bioorgânica.

Anibal Silveira, que foi meu professor de psicopatologia e do psicodiagnóstico de Rorschach, dizia em aula que se pode diferenciar o psicótico do neurótico pela reação despertada no profissional: o psicótico mobiliza ansiedade, enquanto o não-psicótico favorece a tranqüilidade. A contratransferência, assim entendida, constituiria um elemento essencial à prática terapêutica.[3]

3 Em comunicação pessoal, Jaime Roitman lembra que esse recurso pressupõe que o terapeuta tenha bem trabalhados seus conflitos pessoais, para afinar a sensibilidade.

Tenho, aliás, vívidas lembranças de duas psicodramatistas destacadas, Zerka Moreno e sua discípula Marcia Karp, lançando mão desse recurso, contando elas mesmas suas histórias como estímulo e diretriz para as sessões psicodramáticas que estavam dirigindo.

Esse procedimento caracteriza a valorização e utilização técnica da intuição do terapeuta, que levaria em conta os "dados imediatos da consciência", em vez de cingir à mediação da palavra do sujeito, tal como preconizam as escolas mais tradicionais. Seria uma ruptura com o paradigma cartesiano (por não se colocar fora do fenômeno observado), com desdobramentos operacionais e implicações teóricas de grande monta.

Uma dessas implicações é o posicionamento da psicoterapia dentro da perspectiva da complexidade, em que a aventura da ajuda imerge em um mundo de precários controles e fugazes certezas.

Dentro dessa ótica, os modelos preestabelecidos, prescritos nos manuais, revelam-se insustentáveis, e suas fórmulas assemelham-se às frustradas experiências "científicas" das brincadeiras infantis, cujos resultados circulam entre a inoperância e a iminência de acidentes.

Já as novidades alternativas fazem vislumbrar um mundo de outras incertezas, de altos riscos, de desafios ao senso comum e, principalmente, à formulação tradicional das demandas e ofertas no campo das relações profissionais.

Por outro lado, uma das características fundamentais da escola psicodramática é o deslocamento da visão clínica tradicional das psicoterapias para uma abordagem marcadamente educativa. Ou seja, o sujeito deixa de ser visto como um doente que precisa ser curado (embora possam ocorrer descompensações patológicas) e passa a ser tomado como uma pessoa que busca parceria para um projeto pessoal de crescimento.

Ao oferecermo-nos como parceiros para esse projeto, temos consciência de que o crescimento que podemos propiciar, por meio dos recursos técnicos que dominamos, se dá, em tese, pela recuperação e ampliação do potencial criativo do sujeito. É a nossa oferta.

O sujeito disfuncional

As perspectivas anteriormente delineadas podem ser reduzidas a pó em muitas situações da realidade profissional, na medida em que refletem a visão de apenas uma das partes da relação, a do terapeuta.

Integra o folclore brasileiro a suposta ingênua pergunta de Garrincha, o famoso futebolista, que, ao ser informado pelo técnico da seleção das táticas a serem utilizadas durante o jogo, perguntou: "Os adversários já foram avisados?"

A pergunta aqui seria, *mutatis mutandi*: o que sabem os sujeitos a respeito de nossos projetos? Em que medida eles participam dessas inquietações? Seriam elas relevantes do ponto de vista deles?

O grande indicador, na prática, é que há uma massa significativa de situações em que o time adversário joga com uma estratégia tão diferente da esperada que quase nada do que se pensou pode ser executado.

Como vimos, durante nossa formação como terapeutas, foi-nos oferecido um modelo de trabalho em que o sujeito deve contribuir com uma variedade de experiências vitais, extraídas tanto de seu cotidiano quanto de sua história pessoal. Todos os relatos correspondentes constituem a matéria-prima com a qual se vai trabalhar. Queixas, ocorrências e fantasias devem ser trazidas ao contexto terapêutico, preferencialmente de maneira fluente, alavancando assim a tarefa de co-investigação, de busca de sentidos.

Essas são nossas expectativas em relação ao sujeito. Elas estão lastreadas por uma tradição terapêutica da qual somos reprodutores, até mesmo porque não conseguimos ainda, como psicodramatistas, incorporar substancialmente as alternativas que apontam para uma inversão dos disparadores do processo.

Infelizmente, entretanto, nem sempre o sujeito a elas corresponde. O que caracteriza o sujeito não colaborador é exatamente essa falta de enquadramento nas regras e procedimentos.

Para trabalhar com (co-laborar) o sujeito ideal, as ferramentas de que dispomos são, em princípio, adequadas e funcionam sem problemas, porque ele encaixa-se bem nas técnicas que dominamos. Quando, porém, ele se afasta demais de nossa expectativa, somos tomados por uma sensação de impotência, que tende a se intensificar à medida que os obstáculos vão surgindo.

A grande questão é que de fato o sujeito-padrão não existe. Quanto mais o sujeito real se aproxima dele, mais trabalhamos com entusiasmo, sentimo-nos competentes e valiosos, podendo até mesmo prazerosamente dividir com ele os louros dos sucessos alcançados. Mas a grande maioria não coincide com esse modelo, o que nos obriga a readequar nossos procedimentos às peculiaridades de cada um. Se resistimos a essa readequação, corremos o risco de, no limite, propiciar a ruptura da relação.

De quem é a dificuldade?

É um equívoco freqüente no campo do comportamento responsabilizar indivíduos por ocorrências disfuncionais. O olhar psicodramático – secundado por outras abordagens de certo modo equivalentes – muda esse foco, buscando compreender como está construída a relação, sem incorrer em julgamentos que atribuiriam resultados indesejáveis a eventuais incorreções de uma das partes.

A linha psicodramática de investigação facilita, ainda que não afaste totalmente o perigo, elidir a abordagem moralista ("tudo dará certo se for feita a coisa certa"). Ao mesmo tempo, evita o risco de justificar uma eventual relação de dominação, usando como argumento supostas imperfeições estruturais ou funcionais que caracterizariam a parte "doente", que deveria como conseqüência sujeitar-se a outra supostamente "sadia".

A investigação focada na relação permite uma co-responsabilização de todos os parceiros pela manutenção ou mudança do estado identificado, ou seja, favorece o modelo sujeito–sujeito. *Ipso facto*, desautoriza a atribuição da dificuldade encontrada seja ao sujeito ajudado, seja ao sujeito ajudante/terapeuta.

Mas, como é ao terapeuta que este texto se dirige, é importante assinalar que a afiliação dessa determinada linha teórica implica certa responsabilidade perante os companheiros que integram a mesma tribo. A tribo é uma referência que tanto pode ser útil, como parâmetro, quanto danosa, se engessar a atuação profissional.

O limite à criatividade de cada terapeuta em particular é dado muito mais pelo sentido que atribui a essa responsabilidade do que por outras razões de ordem supostamente técnica ou teórica.

Aliás, o axioma estruturante da abordagem psicodramática é exatamente a espontaneidade, compreendida como a condição de liberdade para encontrar, em cada situação concreta, a solução mais criativa possível. Soluções que funcionaram em situações distintas podem ser aproveitadas apenas como referência, para que não seja necessário reinventar a roda, mas não devem obstaculizar a busca do que é essencialmente novo.

A rigor, a técnica é exatamente isso: um conjunto de macetes, acumulação de experiências exitosas, repertório de alternativas incorporadas ao longo da história coletiva do fazer. Seu objetivo é facilitar a atuação. Não pode ser, por isso mesmo, um código que constrange e sujeita os infratores a punições.

Por outro lado, o psicodrama estimula a busca conjunta de soluções criativas, não atribuindo essa tarefa a apenas um dos sujeitos da relação. Em outras palavras, a construção coletiva do saber e do fazer é uma das alternativas de vida que se pretende ofertar. Portanto, nada melhor do que colocar isso em prática nas situações de impasse que ocorrem no próprio trabalho terapêutico. O desafio deixa de ser do terapeuta sozinho para incluir o outro – todos os sujeitos terapêuticos.

O risco ético

O problema que se coloca é se a inventividade no campo das ações terapêuticas não levaria a um transbordamento indesejável, na medida em que princípios éticos pudessem ser feridos.

Quando se fala em ética na psicoterapia, é mais comum que entrem em pauta basicamente dois temas: a questão do sigilo e o desvio do papel.

No primeiro caso, o próprio psicodrama propõe uma revisão do conceito de privacidade, deslocando-o do plano estrito da alcova para o dos comprometimentos interpessoais nos átomos e nas redes. Em outras palavras, não se publica o que é privado, mas também não se privatiza o que é público. De fato, para aprofundar-se em alguns problemas, é necessário tornar transparentes, para todos os movimentos, as emoções e as motivações dos parceiros envolvidos – sem o que todo esforço não passará de uma farsa.

Por outro lado, o psicodrama, como talvez nenhuma outra configuração teórica, possui ferramentas para tratar com muita clareza a questão dos papéis. O papel terapêutico tem suas delimitações e seus parâmetros, não podendo nem devendo ser confundido com outros papéis, muitos deles até guardando certa semelhança: o educativo, o social, o fraterno, o familiar etc.

A efetividade de um papel depende, entretanto, segundo a visão psicodramática, da espontaneidade com que é desempenhado. Ou seja, os parceiros sabem para o que estão atuando juntos e concentrarão suas ações e expectativas mútuas respeitando esse norte e procurando a maior efetividade para atingir seus fins. Os procedimentos, em detalhes, vão sendo construídos de modo a respeitar a especificidade tanto dos parceiros envolvidos quanto das situações concretas em que se encontram.

O desviar-se do papel só acontece quando as metas são alteradas (sem um acordo específico a respeito de sua alteração). Ou, ainda, as confusões de papel podem ocorrer, consciente ou inconscientemente, muito mais por não haver clareza das metas e métodos do que por ações criativas, mais ou menos ousadas.

Mas a questão ética inclui outros aspectos, entre eles o ideológico. Pergunta-se: em que medida o terapeuta trabalha para substituir, na cabeça do sujeito, uma ideologia por outra? Ou, quem sabe, visto de outra perspectiva, para promover a desideologização possível? Em ambos os casos, agindo unilateralmente o psicoterapeuta assume uma enorme responsabilidade ética, que não pode ser encarada de maneira leviana. E que, em termos ideais, deveria ser partilhada com o sujeito.

Seguem a mesma linha as implicações políticas do trabalho. Não é possível negar que, qualquer que seja a postura que presida o tratamento, há sempre um ideário subjacente que diz respeito à organização das relações na sociedade e às vertentes de poder.

A(s) resistência(s)

É nesse contexto que se deve discutir a questão das resistências à terapia.

O domínio da técnica, que inclui conhecimentos teóricos, competências operacionais, capacidade de mobilização de recursos pessoais e posturas adequadas, não nos autorizaria, em tese, a nos colocar, dentro da situação terapêutica, em um patamar hierarquicamente superior ao do sujeito.

Culturalmente, entretanto, a verticalidade tem sido, como já comentamos, a *pedra de toque* para a construção da relação terapêutica. Ou seja, a expectativa do sujeito tende a ser essa. Ele traz consigo desejos e modelos relacionais acondicionados a essa regra que assimilou, não por alguma distorção traumática de história pessoal, mas porque essa é a mensagem, por demais explícita, que circula no ambiente social. Ela integra o *co-inconsciente*.

Nessa perspectiva, o diretor costuma ser visto como um espécime hígido, portador de sabedorias especiais a respeito dos problemas de vida que assolam os mortais comuns, capaz de ler o que está oculto no comportamento e no discurso ingênuos, uma fonte de afeto, colo, proteção e chicote. Quando não com poderes mágicos, capazes de abrir aos suplicantes as portas da felicidade.

O que importa aqui considerar é que isso tudo não acarreta necessariamente uma entrega incondicional do sujeito. Felizmente, por mais carente e fragilizado que ele se encontre ao procurar ajuda, ainda lhe restam recursos positivos de sobrevivência, dentre os quais a capacidade de resistir à sucumbência total ante o poderoso outro. Daí até mesmo a própria inveja – sentimento que costuma ser visto como indicador de precariedade emocional ou ética, mas que pode também ser considerado um importante recurso vital.

As resistências (no plural, mesmo) não têm aqui a conotação clássica de impermeabilidade à interpretação. Constituem, antes, uma manifestação legítima, embora nem sempre direta e clara, de uma recusa também legítima a alguma proposta/ação do diretor. É um fenômeno de metacomunicação (uma comunicação a respeito da comunicação) e como tal deve ser visto e investigado.

As resistências sugerem a necessidade de recontratação do papel. Sendo ele um sistema de expectativas de parte a parte, há situações em que a expectativa de um não é necessariamente complementar à do outro.

Na relação terapêutica também é assim: o que queremos como terapeutas pode não ser exatamente o que o sujeito quer, e vice-versa. A relação tem de ser negociada o tempo todo, passo a passo, e não apenas no momento inicial do trabalho, quando se faz, em tese, o contrato terapêutico. A bem dizer, a renegociação constante constitui um dos eixos principais de todo o processo.

Como mencionamos anteriormente, o contrato inicial da terapia embute uma afirmação de poder. Nesse momento, o terapeuta faz uma espécie de auto-apresentação, explicitando seu jeito de trabalhar e o que ele considera um bom comportamento do sujeito. Um padrão ao qual o novato (noviço, aprendiz?) deve aderir.

Se nessa ocasião apresentamos nossa intenção metodológica de construção de uma relação simétrica de co-responsabilidade pelo processo, valemo-nos paradoxalmente de um pressuposto de assimetria, por meio do qual acabamos instrumentalizando a imposição de nosso desejo.

A metamensagem enuncia a verticalidade da relação em contradição com a horizontalidade que estamos, por outros signos, sugerindo.

O trabalho pode prosseguir?

Essa contradição, intrínseca ao projeto relacional terapêutico, não o invalida necessariamente, salvo quando, como em outras formas de alienação, ela é negada ou desconsiderada, escotomizada. O desafio é conviver com ela, buscando em conjunto com o parceiro, o tempo todo, maneiras pontuais de superação. É a consciência, de ambas as partes, o melhor antídoto.

Nessas circunstâncias, estaria a relação com o sujeito comprometida a ponto de o trabalho não poder prosseguir? Em tese, a resposta seria negativa, ou seja, não há por que desistir. O fundamental é que a dificuldade seja explicitada, não como uma acusação (e isso deve ser muito sincero), mas como um impasse que envolve uma cegueira pontual de ambas as partes. É preciso que, nesse momento, todas as frustrações sejam honestamente colocadas sobre a mesa. A proposta deve ser de uma busca conjunta de novas formas de trabalho, provavelmente contrariando as expectativas prévias de ambos. Uma disposição ao mesmo tempo corajosa e criativa.

Aqui não cabe uma postura p(m)aternalista da parte do terapeuta. Não se trata, por isso mesmo, de pesquisar pura e simplesmente "de que o cliente gosta", "de que ele é capaz", para, dentro do espírito mercantilista de captura de consumidores, garantir que continue disposto ao processo terapêutico. Nem de um estratagema para contornar dificuldades imediatas e chegar, depois de certo tempo, o menor possível, ao esquema de trabalho inicialmente desenhado pelo terapeuta (e seus mestres).

Estamos aqui de volta com a questão ética, porque essa postura seria a negação do próprio projeto terapêutico como propiciador de liberdade e de recuperação da subjetividade.

Do ponto de vista técnico, a questão é se realmente podemos, por meio desse recurso, chegar ao melhor resultado. Porque, independentemente de qualquer conotação ideológica específica, há um resultado que se pretende atingir – e esse não é, com certeza, o mero enquadramento do sujeito na disciplina da sessão terapêutica.

Pois bem, é nesse contexto que o terapeuta se coloca como um interlocutor confiável, apoiador afetivo, parceiro de buscas, instrumentador, acompanhante qualificado.

Dado que a relação nunca se constrói exclusivamente por obra e graça de uma das partes, os personagens definem-se um ao outro reciprocamente. Nesse caso, ousaríamos dizer que mesmo aqueles profissionais que supostamente trabalham com modelos mais rígidos acabam utilizando alguma flexibilidade operativa que enseje um mínimo de sinergia.

Por outro lado, o fato de o sujeito real não corresponder às idealizações, ameaçando a efetividade dos modelos adotados, implica um desafio à competência e, principalmente, à espontaneidade do terapeuta.

O maior obstáculo são os sentimentos que essa falha provoca. O profissional se dá conta de sua impotência quando se sente tomado por sensações/reações indesejáveis, como tédio, bocejos, sono, preguiça, indisponibilidade, hostilidade, crítica, censura, indignação, impaciência e outras, identificáveis em qualquer balanço honesto das relações no fazer terapêutico.

Temos aqui um indicador importante de que as resistências não são apanágio dos terapeutizandos, mas acontecem também do outro lado da relação, com os profissionais e, da mesma forma que as resistências dos sujeitos, têm também função vital.

Os desconfortos sinalizam que algo na relação não vai bem, e não a eventual falha de um ou de outro. Eles apontam para algo que está além deles: o céu não é o dedo que o indica. Cabe, portanto, nessas circunstâncias, perscrutá-los, identificar o que está acontecendo e então agir no sentido de transpor as dificuldades reais.

Não basta, por isso mesmo, lavar o rosto para espantar o sono nem ficar em pé e propor uma dramatização para espantar a preguiça. Nem tentar propor alguma atividade que desvie o sujeito de sua "inadequação". Isso seria o mesmo que cobrir com bandagem um tumor canceroso.

Em certo sentido, poderíamos até mesmo dizer que a principal competência do diretor é a sua sensibilidade para captar esse tipo de sinalização, ocorra ela no campo do sujeito ou no do próprio profissional. E, mais do que sensibilidade para captar, é necessário habilidade para utilizar esses indicadores como ferramenta de trabalho e estabelecer parceria com o sujeito em uma atividade criadora.

Desconstrução e caos

A situação terapêutica costuma ser estruturada para oferecer referenciais e segurança a ambas as partes. Em nome desses referenciais e dessa segurança, absolve-se a unilateralidade dos contratos terapêuticos.

Esses referenciais definem o método a ser utilizado, com procedimentos preestabelecidos, cada qual protocolizado com justificativas o mais bem fundamentadas possível, um modo de fazer as coisas que o terapeuta conhece e o sujeito aprende, ficando subentendida a garantia de que se tudo for cumprido não há riscos.

Assim como acontece na vida urbana contemporânea, em que a liberdade se subordina à segurança, também na situação terapêutica a efetividade do projeto pode ser sacrificada em nome de algumas certezas (entre elas, a de que o sujeito não vai descompensar ou surtar).

Como infra-estrutura, há um sistema conceitual referendado pela ciência acadêmica, um elenco de certezas do terapeuta que funcionam como garantia de que os resultados pretendidos podem ser alcançados. Quanto mais o terapeuta se aprofunda nesse sistema, seja por meio de estudos, seja por meio de intercâmbios com colegas nos mais diversos cenários, mais segurança deve demonstrar no manejo das situações que enfrenta.

Essa segurança tem sua utilidade no processo de ajuda, estabelecendo uma espécie de porto seguro à pessoa que se sente desorientada, perdida, como um náufrago. Mas essa mesma vantagem pode revelar-se uma faca de dois gumes. A segurança pode ser ao mesmo tempo ilusória e paralisante.

Como ilusória, promete chegar a um lugar aonde, por meio dela, não se chega. Olvida que o caminho se faz ao caminhar. A própria necessidade de terapia atesta que os caminhos preestabelecidos (como conservas culturais) levam a lugar nenhum, o que se confirma quando o próprio profissional, percorrendo esses caminhos, se vê diante de becos sem saída. Esses becos materializam-se em algumas ocorrências comuns no processo terapêutico.

Uma delas é a estereotipia das sessões: os temas são recorrentes, com as mesmas queixas, repetem-se por vezes até literalmente. O terapeuta procura, em seu repertório, alternativas de investigação, mas acaba caindo na mesmice complementar. Ainda que se aflija com esse fenômeno, acomoda-se na expectativa de uma milagrosa iluminação. Como advertem os terapeutas sistêmicos, ele acaba encaixando-se no sistema disfuncional, impotente para transformá-lo.

É importante salientar o caráter sintomático desse fenômeno, evitando-se assim a responsabilização unilateral dos parceiros, um por incompetência ou inabilidade, o outro por resistência ou enfermidade/deformidade. Morin (1996) ensina que toda invenção e toda criação se apresentam inevitavelmente como um desvio, um erro em relação ao sistema previamente estabelecido.

O desafio é, portanto, abandonar as velhas trilhas e ousar incursões por terrenos desconhecidos, neles imprimindo os rastros de nossa passagem, com disposição para retornar aos pontos de partida, se necessário, e tentar alternativas. A isso Moreno chamava de espontaneidade: a prontidão para criar novas respostas.

Moreno, aliás, não está só. As teorias a respeito da criatividade apontam, quase que de maneira unânime, para o caos como uma etapa indispensável ao processo. É como se o novo somente pudesse brotar dos escombros. A figura bíblica: "Se a semente não morrer, fica ela só, mas se morrer multiplicar-se-á em muitos frutos".

Sem a desconstrução (morte) dos velhos instrumentos terapêuticos, dos recursos tradicionais, das regras e procedimentos canonizados, da ortodoxia das instituições reguladoras, do mito das sessões "redondinhas", das permissões e proibições consagradas, das técnicas corretas, dos dogmas teóricos, dos maus bons exemplos dos mestres, do culto dos antepassados, não haverá criação.

Nesse caso, os impasses terapêuticos estarão denunciando exatamente nossa falta de criatividade – o que nos impede de ajudar nossos sujeitos a recuperarem a sua. Sua recusa em trilhar nossos velhos caminhos pode ser entendida não como um óbice ao processo terapêutico, mas, ao contrário, como um sinalizador do esgotamento e da ineficácia de nossos procedimentos.

Um desafio à nossa coragem de desconstruir. Não para reconstruir, para voltar mais tarde à anterioridade perdida, como se nossas concessões fossem apenas uma estratégia para subjugar nossos sujeitos aos ditames institucionalizados. Pelo contrário, desconstruir para poder efetivamente divisar novos horizontes. Porque a idéia da desconstrução implica a implosão de pelo menos dois pilares, um epistemológico, outro socioperacional.

Do primeiro ponto de vista, temos de abrir mão da fantasia de encontrar "a" causa, "a" explicação, "a" solução. A nova busca é a multiplicidade de sentidos, ou seja, o acréscimo cada vez maior de possibilidades de abordagem e compreensão das situações conflituosas e dos impasses existenciais. A chave nos é oferecida pela teoria da complexidade, que denuncia a ilusão das linearidades e a parcialidade/provisoriedade de qualquer formulação cognitiva: as causas podem ser causadas por seus efeitos, numa cadeia em que fenômenos aparentemente muito distantes uns dos outros se interpenetram inextricavelmente.

Essa perspectiva implica que os métodos fundados no modelo médico ocidental moderno tornaram-se obsoletos. Desconstruí-los significa, entre outras coisas, a capacidade de "ler" os indicadores de sua ineficácia e de reinventar a própria relação de ajuda.

Os desconstrucionistas da arquitetura pós-moderna vêm experimentando, por exemplo, um novo tratamento das relações com o espaço, abolindo as linhas retas e a perpendicularidade dos referenciais que estabelecem nossa experiência da terceira dimensão.

Trata-se de uma ruptura que pode ser a ante-sala do caos, com a perda de todos os parâmetros. A relação terapêutica se enquadraria, nesse caso, na categoria dos complexos fractais, arranjos pós-catastróficos que encontramos na natureza: nenhuma lógica a explicar por que ocorrem determinadas combinações, alocações, justaposições. Nenhuma previsibilidade. Nenhuma planejável intervenção para alterar o curso dos acontecimentos, porque são únicos e irrepetíveis. Passar por uma experiência dessas na relação de ajuda pode ser considerado uma aventura irresponsável.

A pergunta é se, eticamente, temos o direito de arrastar conosco, nessa aventura, nossos sujeitos, dado que, em princípio, o que de nós esperam é que tenhamos prontas as respostas que eles não conseguiram encontrar por conta própria.

Mas a essa indagação pode-se contrapor outra ainda mais candente: temos o direito de arrastar conosco nossos sujeitos por caminhos que de antemão sabemos inúteis e frustradores, em vez de oferecer-lhes nossa parceria para experimentarmos, juntos, viver a aventura da busca e da criação?

Fórmulas, felizmente não as há. E é isso que nos faz livres e capazes de viver a busca e a criação junto daqueles que se aproximam de nós para conseguir ajuda.

Referências bibliográficas

AGUIAR, M. *Teatro da anarquia*. Campinas: Papirus, 1988.

______. *O teatro terapêutico*. Campinas: Papirus, 1990.

______. *Psicodrama e teatro espontâneo*. São Paulo: Ágora, 1998.

BRIGGS, J. *et al*. *Turbulent mirror*. Nova York: Harper Perenial, 1990.

BUSTOS, D. "*Locus*, matriz, *status nascendi* e o conceito de grupamentos. Asas e raízes". In: HOLMES, P.; KARP, M.; WATSON, M. *O psicodrama após Moreno*. São Paulo: Ágora, 1998.

MISSENART, A. (org). *A experiência Balint*. São Paulo: Casa do Psicólogo, 1994.

MORIN, E. "A noção de sujeito". In: SCHNITMAN, D. F. *Novos paradigmas, cultura e subjetividade*. Porto Alegre: Artes Médicas, 1996a.

______. "Epistemologia da complexidade". In: SCHNITMAN, D. F. *Novos paradigmas, cultura e subjetividade*. Porto Alegre: Artes Médicas, 1996b.

Moysés Aguiar

Psicoterapeuta. Diretor de teatro espontâneo aplicado às artes, à educação, à saúde e a intervenções sociocomunitárias. Professor-supervisor pela Federação Brasileira de Psicodrama. Autor de *Teatro espontâneo e psicodrama* (Ágora).

E-mail: moyses@teatroespontaneo.org

10. Para uma dramatização bem-sucedida[1]

Rosa Cukier

Meu objetivo neste texto é descrever, passo a passo, a forma como realizo o atendimento em psicodrama bipessoal, desde as entrevistas até a montagem e o trabalho com cenas regressivas.

Já há muito tempo observo, desde quando era professora e supervisora, que parte das dificuldades que jovens terapeutas atribuem ao "cliente difícil que não aceita dramatizar" na realidade é a dificuldade de eles mesmos iniciarem o tratamento de maneira didática para o cliente e, assim, levá-lo adiante com segurança e capacidade técnica.

Enfim, estimulada pelas perguntas maravilhosas de meus alunos, comecei a criar sínteses, folhas-resumo, tabelas, desenhos, enfim, tudo que podia, para tornar mais claras minhas idéias e minha prática.

Espero que estas sistematizações possam ser úteis àqueles que procuram desenvolver seu papel de psicoterapeuta. Desenvolverei minhas idéias em oito tópicos, descritos a seguir:

1. Como estabelecer uma relação terapêutica que facilite a prática psicodramática posterior: contrato (hora, local, preço, reposições), entrevistas, pacientes que não querem dramatizar etc.

---

1 Trabalho apresentado no XII Congresso Brasileiro de Psicodrama, realizado na Costa do Sauípe em 2002.

2. Enquadre básico da psicoterapia psicodramática bipessoal.
3. Como auxiliar o cliente – não o terapeuta – a escolher, focar e aprofundar um tema e a decidir se é melhor utilizar um psicodrama com cena aberta ou um psicodrama interno.
4. Aquecimento e manutenção do aquecimento em um psicodrama de cena aberta e em um psicodrama interno.
5. Trabalho com a cena inicial, encadeamento de e como articular o tempo – presente, passado e futuro – na dramatização.
6. Decidir qual técnica, dentre as existentes, utilizar.
7. Psicodrama com cena regressiva – a criança interna do adulto.
8. Como finalizar uma dramatização e manejar o fim da sessão quando o tempo se esgotar no meio de uma dramatização.

Como estabelecer uma relação terapêutica que facilite a prática psicodramática posterior

Os pacientes que nos procuram não sabem o que é psicodrama, e muitos nem mesmo sabem o que é psicoterapia. É bastante provável que a grande maioria das pessoas leigas ache que apenas deva se encontrar conosco e contar sua vida para que possamos lhes dar a solução de seus problemas mais íntimos. Além disso, há certo temor do profissional dessa área – somos vistos como "bruxos" que podem ler almas ou pessoas arrogantes que se sentem superiores às outras.

Precisamos ajudar nossos pacientes a saber quem somos, a terem confiança naquilo que fazemos, e também precisamos ajudá-los a conhecer nossos instrumentos de trabalho. Confiança e conhecimento constroem-se aos poucos. Por isso, realizo no mínimo três entrevistas antes de aceitar um cliente para um contrato de psicoterapia.

Faço uma ou duas entrevistas verbais, um átomo social – que introduz o psicodrama ao paciente – e uma entrevista final devolutiva, em que sumarizo meu parecer e estabeleço o contrato de trabalho.

Costumo dizer aos clientes que devo conhecê-los para saber se posso ajudá-los e que eles devem me conhecer para julgar se querem mesmo abrir sua intimidade para mim. Respondo a todas as perguntas que os clientes me fizerem e pergunto tudo que preciso para avaliar se esse é ou não um caso de psicoterapia apenas, se precisará ou não de cobertura psiquiátrica ou se uma terapia de família inicial não seria a melhor estratégia etc.

Na primeira entrevista ouço a queixa do cliente visando a compreender qual é sua dor. Há pessoas que falam muito sem, entretanto, nos deixar entrever para que exatamente querem um processo terapêutico. Nesses casos, pergunto diretamente ao cliente: onde ou o que dói? É incrível como essa pergunta simples costumar detonar a emoção e também obter uma resposta simples e direta.

O quadro 1 mostra um roteiro de questões que espero ter respondido ao término das duas primeiras entrevistas.

Como é possível perceber, procuro saber dos fatos desde o início da vida do cliente até o tempo atual, mesmo que meu cliente seja uma pessoa de mais idade. Quero poder visualizar como ele surgiu, em que família, como foram seus primeiros anos de vida, o começo de sua vida adulta, até hoje.

Acredita-se que a estrutura de personalidade de uma pessoa é em grande parte formada antes dos 7 anos de idade. A primeira infância determina boa parte das ansiedades comuns da personalidade, bem como as defesas desenvolvidas para lidar com essas ansiedades. São essas mesmas defesas que, em muitos casos, constituirão os sintomas adultos. Portanto, mais do que rotular o cliente com um quadro diagnóstico, devemos poder responder, ao término dessa anamnese, quais foram as ansiedades infantis dessa pessoa, como ela sobreviveu e como se automedicou, para poder lidar com seus problemas.

Após as entrevistas verbais realizo um átomo social. Digo a meu cliente que na terceira entrevista usaremos o psicodrama, a fim de que ele conheça a maneira como trabalho. O quadro 2 mostra o roteiro do átomo social.

Durante todo o átomo social, costumo confirmar a capacidade dramática do paciente, mostrando-lhe que sua capacidade de realizar aquelas inversões de papéis é suficiente para que possamos utilizar o psicodrama.

Muitos pacientes demonstram dificuldades desde esse momento; alguns falam comigo e não com a almofada; outras falam do contra-papel, mas não com ele. Vou apontando essas sutilezas ao paciente. Digo-lhe: fale para ele e na primeira pessoa do singular; fale olhando para ele; fale dele para ele etc. Acredito que essa introdução cautelosa do psicodrama favoreça dramatizações mais complexas futuras.

Quadro 1. Roteiro de anamnese

1- **Constelação familiar:** nome e idade de pais e filhos e ordem de nascimento dos irmãos.

2- **Histórico dos pais:**
Seus pais casaram-se por amor?
Como resolveram ter filhos? Os filhos foram programados?
Sua gestação foi esperada?
Seus pais esperavam que fosse menino ou menina?
O que você sabe sobre sua gestação?

3- **Nascimento:**
O que você sabe sobre seu parto?
Você foi amamentado(a)? Como foi a amamentação?
Você dormia bem?

4- **Primeira infância:**
O que você se lembra de sua primeira infância?
Como era a relação dos seus pais?
Quem era mais bravo?
Como seus pais colocavam limites?
Quem realmente gostava de ficar com você?
Você se lembra de seus irmãos nessa época?
Com quem você se dava melhor?
Você tinha amiguinhos?

5- **Escola:**
Quando você começou a ir para a escola? Como foi?
Você era um(a) bom(a) aluno(a)?
Você tinha amigos?

6- **Adolescência:**
Quando foi a sua primeira menstruação?
Como foi virar "mocinho(a)"?
Você tinha amigos nessa época?
Você se achava bonito(a)?
Você tinha namorado(as)?

7- **Sexualidade:**
Com que idade você começou a transar?
Foi bom ou ruim?
Quais foram os(as) namorados(as) mais importantes?
Quanto tempo durou e por que terminou?

Quadro 2. Roteiro do átomo social

Objetivos:
Explorar o contexto sociométrico no qual o paciente está inserido e treinar para futuras dramatizações. É importante saber quem são seus egos-auxiliares naturais, aqueles que poderão apoiá-lo caso esteja deprimido, e também que espaços sociométricos estão faltando em seu átomo social. Às vezes, percebe-se que é um adulto cercado pela família primária, mas sem amigos, como se fosse uma criança aos cuidados da família.

Ficha técnica:

A - Após um breve aquecimento inespecífico, de preferência em movimento, como andar, estirar-se etc., coloca-se uma almofada, cadeira ou banquinho no centro da sala para representar o cliente.

B - Pede-se que ele mostre as relações mais importantes de sua vida atual e que as coloque em ordem de proximidade de acordo com a importância afetiva que elas têm. Exemplo: tiro ao alvo.

C - Pede-se ao paciente que incorpore seu papel e perceba como se sente no centro daqueles relacionamentos. Pergunta-se que mudanças precisariam ser feitas para que ele se sentisse mais feliz.

D - Em seguida pede-se que ele, de seu papel, diga para a primeira pessoa que especificou como é sua relação com ela. Podemos fazer uma sugestão emocional do tipo: se você tivesse de dizer uma frase do fundo do coração para essa pessoa, o que diria?

E - Depois, sugere-se que o paciente troque de papel e assuma ser cada uma das pessoas em questão. O importante é fazer um breve aquecimento, por meio de entrevista, para auxiliar o paciente a incorporar os diferentes papéis. Por exemplo: Como é seu nome, que idade você tem, como você é fisicamente? O que você acha do meu cliente? Diga-lhe o que normalmente não fala mas pensa dele.

F - Se o protagonista tiver muitos personagens, pede-se que escolha os principais.

Muitas outras perguntas podem ser dirigidas aos personagens, de acordo com os aspectos que o terapeuta deseje investigar. É importante observar não só o material verbal obtido por meio desse recurso, mas também toda a atitude corporal do paciente, as distâncias definidas por ele e as sutilezas das personalidades dos diferentes personagens que ele vai revelando. Fazer um desenho do átomo social do cliente em seu protocolo e comparar o átomo social na entrada e na saída do processo terapêutico pode ser muito útil para a avaliação da eficácia desse.

Finalmente, realizo uma entrevista devolutiva e o contrato. No quadro 3 transcrevo um contrato escrito por mim, mas sugiro que cada um escreva o seu. Escrever nossas próprias regras é uma ótima maneira de clarificar o que pensamos.

Quadro 3. Contrato para trabalho psicoterapêutico

A - Horário

- O horário da terapia será prefixado entre terapeuta e paciente. Se o paciente precisar desmarcar, ele arcará com o "ônus do horário". Se o terapeuta precisar desmarcar, não cobrará os honorários.
- Substituição de horários:
  - Sempre que o paciente precisar substituir um horário deve ligar com 24 horas de antecedência. O terapeuta designará então outro horário, dentro daquela mesma semana. Se o paciente puder ocupar, esse novo horário ele será seu; do contrário, perderá a sessão em questão. É preciso ficar claro que o novo horário será designado pelo terapeuta, de acordo com suas possibilidades.
  - Sempre que o terapeuta precisar substituir um horário deve contatar o paciente e saber de sua disponibilidade. Se o paciente não puder aceitar nenhum dos horários que o terapeuta oferecer, o terapeuta não cobrará o horário desmarcado.

B - Férias

- Durante dois meses ao ano, janeiro e julho, o paciente terá férias não remuneradas se quiser usufruí-las; senão, combinará os horários de férias com o terapeuta.
- Se o paciente tirar férias ou viajar fora desse período, pagará o horário normalmente.
- Se o terapeuta viajar fora desse período, não cobrará os honorários.

C - Remuneração

- A remuneração das sessões dependerá de acordo fixado entre terapeuta e paciente.
- O aumento dos honorários será normalmente regido pelo sistema inflacionário do país, e dependerá de acordo entre terapeuta e paciente.

Os honorários serão cobrados a cada quinzena ou no final do mês até, no máximo, o dia 5 do mês vencido. Após esse prazo, o valor pago sofrerá o acréscimo da inflação mensal e/ou dependerá de um acordo com o terapeuta.

Enquadre básico da psicoterapia psicodramática bipessoal

O quadro 4 sumariza o enquadre básico do trabalho terapêutico no formato bipessoal.

Quadro 4. Enquadre básico

- Tempo de duração: cinqüenta a sessenta minutos.
- Freqüência da dramatização – a dramatização não é compulsória, mas freqüente.
- Freqüência semanal – uma ou duas vezes por semana.
- Papéis complementares – são sinalizados por almofadas ou objetos da sala.
- Ação dos papéis complementares – o paciente joga os papéis com as almofadas e inverte com elas.
- Papel do terapeuta – o terapeuta é extremamente ativo no jogo de papéis com almofadas e basicamente realiza duas ações verbais que mantêm o aquecimento do paciente:

  A. Utiliza a técnica da entrevista, como uma "voz do além", lúdica e alcoviteira, que entrevista todos os papéis que o paciente ocupa.
  B. Quando o cliente retorna a seu próprio papel, o terapeuta empresta sua voz e força física à almofada, referindo-se a ela na terceira pessoa do singular e resumindo o contexto de conflito para o cliente. Por exemplo: "Olha, X, olha o que seu pai disse e olha a posição dos braços dele, o que te parece?"
  C. O terapeuta rara ou brevemente contracena com o cliente.

- Todas as outras técnicas clássicas do psicodrama são utilizadas da mesma maneira que o jogo de papéis.

Auxiliar o cliente – não o terapeuta – a escolher, focar e aprofundar um tema e a decidir se é melhor utilizar um psicodrama com cena aberta ou um psicodrama interno

Tenho percebido que muitos terapeutas, jovens ou não, acreditam que é sua tarefa decidir que cena dramatizar. Eles então ouvem o discurso inicial do paciente com a atenção dirigida a "catar" uma cena que se preste a um início de sessão, como se estivessem utilizando uma vara de pescar. É desnecessário dizer que nossos pacientes são peixes muito espertos, comandados por seus temores e suas defesas contra mudanças. Eles aprenderam, durante sua vida infantil disfuncional, uma passividade vitimizada. Foram submissos a pais autoritários, impedidos de reagir e combater sua agressão, tiveram de esconder seus reais desejos, disfarçaram seus ódios e raivas. Enfim, são mestres em ostentar uma postura letárgica e impotente diante da realidade e de sua própria vida. Parece que algo deve mudar, mas eles não se sentem capazes de empreender essa mudança.

Em muitas terapias verbais quando sobretudo a interpretação é utilizada, a chave do quebra-cabeça simbólico parece estar nas mãos do terapeuta. O paciente é paciente – espera que o terapeuta faça seu trabalho, e isso apenas reforça sua já aprendida fragilidade e impotência.

Bustos tem um quadrinho em seu consultório com a seguinte frase: "O que foi dito de mim que não fui eu que descobri não me serve". Penso que a grande vantagem da dramatização é o fato de favorecer a pesquisa ativa e responsável do paciente em relação à sua problemática. Todos os clientes têm uma parte saudável e combativa, e eu particularmente faço os meus saberem disso desde o início dos encontros. Não faço aliança com sua parte letárgica e impotente. Sempre lhes pergunto o que querem trabalhar naquela sessão específica e os coloco para atuar as situações que escolherem trabalhar. Eles são pesquisadores ativos como eu, e decifrar seu material, suas emoções, suas decisões etc. é nossa tarefa conjunta – e freqüentemente mais tarefa deles do que minha.

O quadro 5 mostra algumas dicas para ajudar o paciente a escolher um tema e comprometer-se com ele.

Enfim, meus clientes costumam eleger seus temas e se responsabilizar por eles e, tão logo o façam, decido que recurso psicodramático utilizarei.[2] Essa é minha parcela de responsabilidade: conhecer e saber quando administrar as técnicas.

Usualmente utilizo o psicodrama com montagem de cena (Cukier, 1998, p. 67-72), a menos que o cliente não possa se locomover ou esteja explorando um tema que lhe cause vergonha ou, ainda, seja alguém que odeie dramatizar.

---

2 Para uma descrição mais detalhada das técnicas, consulte o livro *Psicodrama bipessoal: sua técnica, seu paciente e seu terapeuta* (Cukier, 1993).

Quadro 5. Escolha de um tema

- No início da sessão, após os cumprimentos iniciais, ouvir o cliente por cerca de dez minutos e então lhe fazer uma destas questões:
  - O que você quer trabalhar hoje?
  - Dentre essas questões que descreveu, qual delas interessa a você trabalhar mais profundamente hoje? (Costumo levantar e concretizar cada uma das problemáticas com uma almofada.)
  - Que ajuda você espera de mim nessa questão que descreveu?
- Às vezes, o cliente responde que não quer trabalhar nada, apenas compartilhar o que passou. Não vejo nenhum problema em compartilhar questões, contanto que não seja uma conduta habitual em todas as sessões.
- Outras vezes, o cliente diz que não sabe o que escolher. Então costumo perguntar-lhe se quer ajuda para eleger um tema. Essa é uma oferta paradoxal, pois tão logo o cliente a aceite (e 99% dos meus clientes a aceitam) eu proponho a ele uma das tarefas abaixo, visando apenas a torná-los ativos na busca.

  1- Ande pela sala, alongue-se, vá pensando nas últimas semanas e separando, com o auxílio das almofadas, as situações ou cenas difíceis pelas quais passou.
  2- Olhe para as máscaras (tenho um painel delas disposto na parede). Qual delas o atrai hoje? Qual você gostaria de experimentar um pouco?
  3- Dê uma folheada neste livro de fotos (Coutinho e Caram, 2000), escolha uma ou duas e leia o texto que está escrito atrás. Ele o remete a algo?
  4- Pense na relação que mais o incomoda atualmente e traga essa pessoa aqui para a terapia (escolha uma almofada para ser ela). Começo então a fazer uma "entrevista com o inimigo", procurando saber o que ele acha que meu paciente precisa trabalhar em si mesmo.
  5- Quanto àqueles clientes que cronicamente dizem que só querem falar, costumo explicar-lhes longamente o que significa "fazer terapia". Basicamente procuro diferenciar o alívio obtido por descarregar os conflitos por meio da fala – efeito "privada da terapia" –, de elaborar os conflitos.

Esta última tarefa é complexa e implica mais do que discorrer sobre a própria vida; é preciso compreender velhas repetições, ampliar o leque de respostas possíveis e entender nossa susceptibilidade emocional. Por isso, é importante eleger um tema e aprofundá-lo, pesquisá-lo, não apenas falar dele.

Quanto ao psicodrama interno, utilizo-o em três situações:

1. quando o paciente traz queixas inespecíficas (dores corporais, angústia generalizada etc.);
2. quando os temas investigados causam constrangimento ou pudor ao paciente;
3. quando o paciente apresenta uma personalidade "histeriforme", parecendo mais interessado em me impressionar e controlar do que em explorar seus próprios temas.

Aquecimento e manutenção do aquecimento em um psicodrama de cena aberta e em um psicodrama interno

No psicodrama bipessoal, apesar do pouco tempo de sessão, não podemos pular o aquecimento. Ele é muito importante para conseguirmos os resultados esperados. Entretanto, há pouco consenso e quase nenhuma discussão a respeito de qual parcela de tempo de uma sessão deva ser dedicada a cada uma das etapas (aquecimento, dramatização e compartilhamento), tanto no que se refere à terapia bipessoal quanto à grupal. Por vezes, vemos colegas iniciarem uma dramatização quase sem nenhum aquecimento. Em outras, observamos aquecimentos tão prolongados que quase não sobra tempo para a dramatização.

Essa indefinição, a meu ver, parte do próprio Moreno. Ele, apesar de mencionar várias vezes em sua obra a importância do que chama de aquecimento preparatório, não descreve profundamente nenhum desses procedimentos. Algumas pessoas que estiveram em Beacon nos surpreendem ao contar que as sessões se iniciavam meio "a seco", sem muito preparo anterior, ou seja, sem muito aquecimento inespecífico premeditado. Parece que os aquecimentos mais elaborados, como aqueles a que assistimos hoje em dia, derivam mais dos colegas argentinos do que de Moreno.

Penso que o aquecimento inespecífico em uma sessão individual de cinqüenta minutos deva ocupar mais ou menos os cinco a dez minutos iniciais da sessão. A dramatização, incluindo o aquecimento específico, ocupa cerca de 25 a trinta minutos, restando de dez a quinze minutos para o compartilhar. Esses não são tempos absolutos, obviamente, mas servem como orientação para que a sessão não prescinda de aquecimento, e tampouco se esgote nele.

Enfim, precisamos considerar seriamente o fato de que ninguém consegue se desligar das tensões aleatórias do dia-a-dia, como o tráfico, as crianças etc., e conectar-se a um tema emocional ou mesmo jogar um papel se não estiver aquecido. E o próprio terapeuta não consegue realizar seu trabalho e manter o aquecimento do cliente se ele mesmo não estiver aquecido. Moreno já dizia que a "espontaneidade do diretor é o que aquece o paciente". Portanto, o terapeuta precisa, ele mesmo, achar um jeito de aquecer-se e colocar-se em um estado meio lúdico, meio mágico, meio misterioso, para que aconteça o psicodrama. Acho esse aspecto um dos mais difíceis de atingir como terapeuta, porque precisamos estar muito confiantes na técnica e seguros de nosso desempenho, para não ter medo do ridículo e, de fato, convidar nosso cliente a realizar o que ele crê ser impossível.

A melhor forma de conseguir esse estado é mergulhar na cena que nos é trazida por meio de uma entrevista que busque o detalhamento do espaço onde ela ocorre e a descrição dos personagens que dela participam. É nos detalhes que se esconde a memória emocional, como no caso do vasinho esquecido no fundo da estante que uma cliente ganhou aos 15 anos do pai e onde ela atualmente deposita as lágrimas do luto paterno.

Minha regra de ouro para o aquecimento é perguntar detalhes até que eu mesma – terapeuta – me situe naquela cozinha ou quintal; tenho de poder visualizar a sala, olhar pela janela, perceber que sou baixinha perto do pai alto e forte etc. É preciso procurar detalhes importantes sem se perder em supérfluos.

A primeira cena é a que necessita de maior detalhamento, porque ocorre no início da sessão, quando todos, terapeuta e cliente, literalmente estão frios e precisam se aquecer muito. Nas outras cenas, ou confrontos, não serão necessárias tantas particularidades, mas é necessária a presença atuante de um terapeuta que mantenha o aquecimento já conquistado. Isso é feito por meio de verbalizações que sumarizam os fatos – em geral, na terceira pessoa do singular.

O quadro 6 sumariza esse procedimento e também o aquecimento específico para o psicodrama interno, se essa for a forma escolhida de trabalho. Nesse caso, o aquecimento específico implicará algum procedimento que facilite a introspecção e ajude o paciente focar em si mesmo. Qualquer tarefa que envolva prestar atenção na respiração ajuda. Costumo usar uma que sugere ao paciente respirar marcando tempos

Quadro 6. Aquecimento

Decisão do terapeuta →	**Qual recurso técnico utilizar?**
Psicodrama com cena aberta → **ação externa** ↓ **Aquecimento específico** Caracterizar ↙ ↘ Espaço: tempo, espaço, mobília, detalhes se cundários e triviais, olhar pela janela Personagens: jeito de vestir, falar, voz, traços físicos, rugas na testa, muito lindo, bravo Utilizar a técnica da entrevista de forma lúdica, mágica, misteriosa, para obter detalhes que evoquem a memória emocional.	**Psicodrama interno** → **ação interna** - Queixas inespecíficas - Clientes histeriformes - Clientes que odeiam dramatizar - Temas vergonhosos ↓ **Aquecimento específico** ↓ Técnicas de relaxamento superficial – por exemplo, respirar contando tempos: inspira contando até oito; segura o ar e conta até quatro; expira contando dezesseis tempos e fazendo um "ah..."

diferentes para a inspiração e a expiração. Só é preciso tomar um especial cuidado para não exagerar nesse relaxamento a ponto de o cliente dormir e não realizar o trabalho, pois não é esse o nosso objetivo.

Trabalho com a cena inicial, encadeamento de e como articular o tempo – presente, passado e futuro – na dramatização

Depois que o paciente escolhe o que quer trabalhar, o terapeuta deve decidir que tipo de dramatização fará. Em princípio, toda dramatização é exploratória. O que quer dizer que não sabemos em que exatamente ela resultará. Por isso, a primeira atitude do terapeuta deve ser bem neutra e pesquisadora. Sugiro iniciar o aquecimento específico pedindo ao cliente que detalhe o espaço físico e os personagens que interagem na cena; geralmente, quando o terapeuta consegue visualizar o local e as pessoas que interatuam, o paciente já está suficientemente aquecido.

Com a cena montada, solicitar ao cliente que tome seu próprio papel e faça sua ação seguida de um solilóquio. Podemos entrevistá-lo durante o solilóquio. Depois pedimos que tome o lugar de cada um dos personagens e também pedimos uma ação, seguida do solilóquio e de nossa entrevista. Terminada essa fase, colocamos o paciente em espelho e perguntamos a ele: "Qual a ajuda de que você precisa aqui?" É a resposta do paciente que nos dirá como continuar essa dramatização. O quadro 7 esquematiza o procedimento.

Quadro 7. Trabalho com a cena inicial

MONTAR A CENA ATUAL

Paciente assume seu papel → Inverte, Inverte, Inverte → Espelho

AÇÃO + SOLILÓQUIO+ ENTREVISTA

Terapeuta pergunta no espelho: Qual a ajuda de que você precisa aqui?

Se o cliente responder que precisa compreender por que age de determinada forma, o terapeuta deverá ajudá-lo a buscar a matriz da conduta que se repete. Isso implica utilizar a técnica da cena regressiva, para pesquisar no passado a funcionalidade de tal ação repetitiva.

Se, entretanto, o cliente precisa aprender a dialogar ou treinar papéis diferentes, a proposta de trabalho se desenrolará no presente, por meio do jogo de papéis, confrontos, diálogos etc.

Também é possível que a necessidade do cliente envolva cenas futuras que ainda não ocorreram mas já causem conflitos em sua imaginação. Nesse caso, vários recursos podem ser utilizados, como o trabalho em cena aberta com a situação temida ou desejada, a técnica da escultura etc.

É muito importante sempre voltar para a cena atual que deu início à dramatização, pois o cliente pode ficar confuso e não compreender de que valeu aquela compreensão no passado ou no futuro. O quadro 8 sumariza essa articulação de passado, presente e futuro em uma dramatização.

Quadro 8. Tempo na dramatização

MOVIMENTO DIALÉTICO ENTRE		
↙	↓	↘
Passado presentificado	**Presente**	**Futuro virtual**
Cenas regressivas Dores e defesas infantis Reparação, auto-estima	Aqui-agora Treino de papéis Confronto Compartilhar com o terapeuta	Novas possibilidades do "eu" Inversão de papel Realidade suplementar Jogo de papéis

Decidir qual técnica, dentre as existentes, utilizar

O quadro 9 mostra a sistematização das técnicas que utilizo em meu livro *Psicodrama bipessoal* (Cukier, 1993). Acredito que existam tantas técnicas quanto terapeutas e sempre sugiro a meus alunos que um dia listem e tentem organizar as que mais comumente empregam.

Quadro 9. Lista de técnicas

- Psicodrama em cena aberta – ação externa
- Psicodrama com a criança interna
- Psicodrama interno – ação interna simbólica
- Psicodrama com sonhos
- Esculturas – imagens
- Jogos dramáticos

Explorativos	Elaborativos
1- Átomo social	**Bustos**
2- História do nome	1- Personagem
3- Trocar roupas/papéis	2- Fantoches
4- Cadeira vazia	3- Baú de fantasias
5- Negócio inacabado	
6- Experimentar sentença	**Fonseca**
7- Historiodrama	1- Terapia da relação
8- O outro me apresenta	2- Duplo espelho
9- Fotografias	3- Inversão de papel
10- Experimentos supressivos	
11- Tenho um segredo	
12- Experimentar sentimento	
13- Escultura familiar	
14- Átomo sociofamiliar	
15- Projeção	
16- Eu grande *versus* eu pequeno	
17- Dominador/dominado	
18- Inverter papéis	
19- Experimentar fantasias	
20- Máscaras	

Psicodrama com cena regressiva – trabalho com a criança interna do adulto

Os principais objetivos de um trabalho com cenas do passado são:

1) analisar defesas infantis responsáveis pelos sintomas adultos atuais (negação, repressão, identificação com o agressor, dissociações, somatizações, adições etc.);
2) compreender questões relacionadas à auto-estima e ao narcisismo.

Ele é geralmente indicado sempre que a resposta emocional do cliente a determinada situação conflitiva atual não seja proporcional ao estímulo que a causou, permitindo a investigação de conteúdos transferenciais – defensivos e de condutas repetitivas.

Em um trabalho com cena regressiva, o paciente normalmente chega à sessão com alguma queixa relacional ou não, mas com algo de sua vida atual com o qual não consegue lidar bem. O psicodramatista, após proceder a algum tipo de aquecimento, sugere a montagem dessa situação. Depois disso e de acordo com os sinais (Bustos,1992, p. 34)[3] emergentes, percorre uma cadeia transferencial (Perazzo,1987) de associações cênicas até chegar a determinada cena que poderíamos chamar de nuclear ou matriz (quadro 10).

Essa cena nuclear é um dos lócus (Bustos, 1994) das dificuldades do paciente, ou seja, é o relacionamento para o qual o paciente estruturou um tipo de resposta defensiva que se revelou útil para a ocasião, mas, por sua cristalização, acabou criando as dificuldades atuais.

Os denominadores comuns das cenas nucleares, quando dramatizadas, são:

- elas normalmente acontecem muito cedo na vida – antes dos 8 anos;

---

3 Bustos fala de três sinais para a compreensão do desenvolvimento da cena. 1) Verbais: aspectos semânticos e sintáticos do discurso, tudo que se apresenta sob a forma de símbolo. 2) Sinais afetivos: verifica-se a concordância ou a discordância do tom afetivo, ou seja, se há ou não conteúdos latentes não integrados à cena. 3) Sinais gestuais: nos quais o que se pesquisa é a congruência entre a mímica corporal e os conteúdos afetivos e verbais.

- o conteúdo do *drama relatado* é o de uma criança sendo negligenciada ou punida por algum adulto significativo, ou, ainda, uma criança assistindo a algum adulto desrespeitar de forma abusiva outras pessoas de seu átomo social;
- a criança normalmente *se submete, com raiva, vergonha e impotência,* ao adulto porque é frágil e não tem como reagir. A dramatização, além de desvelar essa submissão ressentida, revela uma ação psíquica da criança que visa de alguma forma resgatar sua dignidade e auto-estima. Muitas vezes trata-se de uma espécie de pacto de confronto e força, um tipo de juramento para o futuro que objetiva reassegurar-se de que, quando crescer, ninguém mais fará aquilo com ela ou com as pessoas que ama. Outras vezes a ação psíquica é do tipo esquizóide, e consiste na retirada do afeto (vergonha, raiva, humilhação), como se internamente a decisão fosse: "Nada e ninguém nunca mais me atingirá". O importante é que existe algum tipo de atividade psíquica que visa evitar a situação humilhante anterior.

Quadro 10. Cadeia transferencial ligando cena atual à nuclear

CENA ATUAL →	CADEIA TRANSFERENCIAL →	CENA NUCLEAR
Auto-estima negativa	Muitas cenas em que a auto-estima da criança também era negativa	Lócus, *Status Nascendi* ↓ Dor e defesa infantis Matriz das respostas defensivas

Uma paciente, por exemplo, apresentava-se como alguém extremamente agressivo, do tipo que intimida e briga com todos, só percebendo mais tarde o que fez. Dentre os fatos importantes de sua vida infantil constava a presença marcante de uma irmã mais velha que tinha acessos de fúria e agredia fisicamente todas as pessoas de sua casa. Essa mulher cresceu acalentada pela promessa de um dia ser tão ou mais forte que a irmã, para que ninguém nunca mais a atemorizasse tanto. Em uma situação aparentemente oposta está um outro paciente meu, completamente apático, que decidiu nunca correr riscos e sempre ser "bonzinho" com todos. Ele, aliás, não sentia nada, seu lema era: "Se já estou morto, ninguém mais pode me matar". Quando criança, ele e a mãe apanhavam de um pai alcoólatra extremamente violento.

Ou seja, por trás do drama atual que o paciente traz ao consultório existe uma dramática interna, o drama da criança que ele foi um dia e que busca resgatar a auto-estima e a dignidade feridas. O processo terapêutico consiste em, uma vez reconhecida essa criança ferida, compreender sua dor e as promessas que fez a si mesma para quando crescesse.

Na terapia busca-se um encontro com essa criança interna para efetuar uma espécie de processo de negociação e redecisão, já que o pensamento concreto da criança a faz imaginar soluções muito radicais e que nem sempre são válidas pela vida afora.

A parte adulta do cliente precisa compreender sua criança interna, negociar com ela e obter alternativas de conduta. Os problemas atuais de nossos clientes são resultantes, na maior parte das vezes, da cristalização de defesas infantis. A terapia visa liberar a espontaneidade (Moreno, 1992, p. 159)[4] do adulto e auxiliá-lo a trocar os remédios antigos por outros mais eficientes e adaptados a seu narcisismo atual. Por exemplo, fatos que o aborreceram profundamente em determinada época em que funcionava de acordo com a lógica da exclusão podem não mais importuná-lo tanto no presente, e talvez ele não precise de uma armadura tão espessa para se defender.

O trabalho com a cena nuclear é muito importante, é como estar no centro das dores e das defesas do paciente, e não deve ser feito de maneira incompleta. O quadro 11 mostra uma síntese didática para guiar os alunos na obtenção dos conteúdos importantes. Esses conteúdos podem ser obtidos durante a movimentação da cena, por meio da entrevista do terapeuta com o paciente em seu papel infantil (quadro 12), ou por meio de um confronto entre parte adulto e parte criança do paciente, ou, ainda, por meio de cartas que os pacientes escrevem para sua criança interna.

---

4 Para Moreno, espontaneidade significava: "força propulsora do indivíduo em direção à resposta adequada à nova situação ou à resposta nova para a situação já conhecida.

Quadro 11. Esquema do trabalho com cena infantil

Cena → Concretizar criança interna → Identificar a formação de compromisso nuclear

Emoções, impotência, crenças necessidade (amar e ser amado)

Promessas de vingança ou resgate da dignidade perdida

↓

Processo de redecisão

- voltar ao papel adulto;
- comparar necessidades atuais com as da infância;
- comparar potência atual com a da infância;
- verificar se a resposta que busca o compromisso infantil responde a necessidades infantis ou adultas;
- perceber que a própria resposta defensiva pode criar as dificuldades atuais;
- redecidir o que é melhor para si mesmo hoje;
- negociar com essa criança interna – ela normalmente se sente traída de alguma forma.

Finalizar uma dramatização e manejar o fim da sessão quando o tempo se esgotar no meio de uma dramatização

Uma dramatização com a cena regressiva esgota-se apenas quando o cliente:

- revive a dor da cena infantil;
- consegue entender como fez para sobreviver;
- percebe os problemas atuais causados por suas defesas infantis;
- treina novas formas de ação adultas e apropriadas, modificando sua conduta atual.

Obviamente, uma sessão de cinqüenta a sessenta minutos não pode dar conta desse trabalho todo. Já fiquei cerca de três meses trabalhando uma mesma cena até compreender todas as conexões. Lembre-se de que esse trabalho representa o centro do furacão, é a bala mais importante do gatilho, não a queimem em vão indo rápido demais.

Quadro 12. Esquema de entrevista do terapeuta com o paciente em seu papel infantil

1. Idade:
   - descrever resumidamente o que ocorria na cena infantil;
   - descrever emoções e sentimentos da criança na cena.
2. O que ela aprende nessa situação da vida?
   - sobre ela mesma;
   - sobre os outros;
   - sobre a justiça.
3. De que ela precisava?
4. O que ela decide fazer consigo mesma por não ter o que precisava?
5. Se ela completasse a seguinte frase: "O dia que eu crescer..."
   - eu vou;
   - eu nunca vou.
6. Qual o personagem que carrega essa defesa?
7. Ele consegue para você aquilo de que precisava quando criança?
8. Você deve agradecê-lo por sobreviver? ☐ sim ☐ não
9. Liste suas necessidades adultas.
10. Esse personagem defensivo, que representa sua maneira infantil de se defender, causa algum problema relacional atualmente?
11. Como você poderia transformar essa defesa infantil mantendo o que ainda é bom e modificando o que ficou fora de tempo?
12. Você realmente quer ficar sem essa defesa ou quer apenas modificá-la?
13. Qual a mínima ação que você pode empreender nessa próxima semana no sentido de executar as mudanças?

Há muitas maneiras de terminar uma sessão no meio do trabalho, deixando ganchos para reaquecer o paciente e continuar na próxima sessão. São tarefas estratégicas, de acordo com o momento da cena regressiva em que o tempo da sessão se esgotou, que devem ser feitas em casa. Vou lhes dar uma série de sugestões:

- Traga escrito para a próxima sessão, em detalhes, o que se passou nessa cena e, se tiver uma foto sua dessa época, traga-a também.
- Escreva uma carta para você mesmo criança. Cuide para escrever em linguagem infantil, pois quem vai ler é uma criança com menos de 8 anos.
- Faça uma colagem ou ache uma foto na internet do personagem que carrega sua defesa infantil.
- Tire uma foto imaginária dessa cena e continuaremos com ela na próxima sessão.
- Escreva uma carta para os personagens dessa cena – pai, mãe, irmão etc. O que você diria hoje a eles a respeito daquilo que acontecia na cena infantil?
- Imagine se o maior advogado do mundo pudesse tomar a defesa dessa criança, qual seria seu argumento?
- O que a criança que você foi pediria para você hoje se pudesse?

Às vezes o cliente não quer continuar o trabalho na semana seguinte porque tem algo mais urgente para trabalhar, ou porque não se sente preparado para entrar na antiga angústia. A tarefa então fica adiada para quando ele puder retomá-la – e não se preocupem, porque isso acontecerá, mais cedo ou mais tarde.

Outras vezes o cliente não faz a tarefa em casa. Freqüentemente se esquece dela, ou não quer fazê-la sozinho. Podemos ajudá-lo a executá-la durante a sessão ou deixar que ele a traga da próxima vez. Sempre é bom discutir por que a tarefa não foi feita, pois ela é um acordo com o terapeuta que foi firmado e quebrado. Devemos sempre saber por que e considerar o que aconteceu.

Queria concluir este texto dizendo aos terapeutas com dificuldade para dramatizar que procurem supervisionar suas dúvidas com um supervisor que dramatize e seja suportivo com as dúvidas iniciais. A habilidade de ser um diretor de psicodrama forma-se aos poucos, tal qual uma escultura moldada na própria pele emocional do diretor.

Nunca conheci ninguém que não tivesse medo de dirigir no início, que já não tenha se perdido no meio das cenas, que nunca tenha se sentido envergonhado ao mostrar suas dúvidas ao supervisor. A nós supervisores cabe a tarefa de receber com respeito, carinho e compreensão essas ambigüidades iniciais, para que os próprios alunos possam contê-las e não se sintam fóbicos diante da tarefa.

Referências bibliográficas

BUSTOS, Dalmiro M. "Asas e raízes". In: HOLMES, P.; WATSON, M.; KARP, M. *Psicodrama após Moreno*. São Paulo: Ágora, 1999.

______. *Novos rumos em psicodrama*. São Paulo: Ática: 1992.

COUTINHO, B.; CARAN, C. *Cuidado: se você continuar neste caminho... Imagens, reflexões e exercícios para o autoconhecimento*. Belo Horizonte: Editora Crescer, 2002.

CUKIER, R. *Psicodrama bipessoal: sua técnica, seu paciente e seu terapeuta*. São Paulo: Ágora, 1993.

______. *Sobrevivência emocional: as dores da infância revividas no drama adulto*. São Paulo: Ágora, 1998.

MORENO, J. L. *Quem sobreviverá? Fundamentos da sociometria, psicoterapia de grupo e sociodrama*. Goiânia: Dimensão Editora, 1992.

Rosa Cukier
Psicóloga, psicoterapeuta, psicodramatista, terapeuta de alunos, professora-supervisora pela Sociedade de Psicodrama de São Paulo – SOPSP e pelo Instituto de Psicodrama Jacob Levy Moreno.
E-mail: rosa@cukier.com.br
Website: www.rosacukier.com.br

11. Mr. Multilock

Sergio Perazzo

Fechado em si mesmo, ele parecia atado à cadeira na sala de espera. Quase sumia, a ponto de destacar-se pelo próprio sumiço. Era um alto-relevo de seu próprio baixo-relevo. Precisava de alguma palavra-chave, algum gesto, algum convite que o desamarrasse momentaneamente para que produzisse, na sala de atendimento, alguns passos tortuosos parecidos com os de alguns personagens de Jerry Lewis ou de outro ator de comédias de cinema. O dramático tornava-se quase cômico por ser tão desajeitado.

Eu, que o acompanhava nesse pequeno trajeto, acabava tropeçando em obstáculos imaginários e com meu bom-dia, era como se tentasse remover com manobras complicadas uma daquelas travas de aço antifurto de automóveis. Daí *Mr. Multilock*, o nome que me ocorria.

Era uma tortura para ele me encarar e encarar a si mesmo. Lembro-me de que na primeira entrevista ele resumiu toda a sua vida em cinco minutos e ficou me olhando placidamente, como que satisfeito e saciado, esperando uma pronta solução – a flecha certeira que eu dispararia no alvo de todos os seus males. Cão obediente esperando o osso.

Quem de nós, terapeutas, nunca se sentiu assim, em um misto de "eu quero muito ajudá-lo e não sei por onde começar", simpatia e desânimo duelando o tempo todo, até o "já não sei mais o que fazer"? Até que nos transformemos em terapeutas contramultilocks?

> Ai dos tímidos que se encolhem aos abraços, que gaguejam emoções e palavras e que ruborizam às mais óbvias trivialidades!
>
> Ai dos rígidos de coração que nem tentam explicar o que nem sabem o que sentem!
>
> Ai dos cimentados de corpo que nunca pularam de alegria ou no carnaval e que escondem embaixo da cama a sua tosca e fosca sensualidade nunca vivida!
>
> Ai dos aparentemente insensíveis, eles próprios uma chaga viva de suas dores mais doídas!
>
> Tende compaixão de nós! Rogai por nós! Ai de nós! Ai de mim!

Essa é uma oração que me ocorre e que nem de longe aponta o mínimo da vasta possibilidade de *travas* do ser humano. Por que ela logo de cara, e não uma classificação teórica, uma nomenclatura sofisticada que dê uma espécie de apaziguamento para aquilo que não entendemos ou não manejamos muito bem? Porque, antes de tudo, tal confronto se dá entre nossa empatia e o cerco de solidão que luta por não deixá-la entrar, ao mesmo tempo gritando um pedido mudo de socorro.

Se na primeira entrevista estivermos procurando apenas os pontos que superficialmente nos aproximem de nossos pacientes, que será dos chatos, dos antipáticos, dos desagradáveis, dos sem assunto? Estarão condenados a nunca achar um terapeuta que se disponha a estar a seu lado?

A solidão humana assume as formas mais terríveis e estranhas na pele de nossos pacientes *difíceis*. Só mesmo a convicção de estar a serviço do sofrimento humano, e não de um diletante autoconhecimento, nos habilitará a estabelecer um movimento empático em direção àquele que, se encontrássemos na rua, mudaríamos de calçada.

Enxergar a solidão dessa pessoa por trás de sua *trava* é o único caminho, em uma perspectiva psicodramática, para tornarmo-nos capazes de nos colocar sempre no lugar dela e sofrer seu sofrimento. Esse é nosso paciente mais necessitado de cuidado. E esta é nossa função: fazer a ponte entre o isolamento e o mundo.

Se pudermos realmente abrir a porta do nosso coração, o resto é percepção, presença, metodologia e técnica harmonicamente articulados entre si.

Por outro lado, hoje tenho plena convicção de que na área de psicologia e psicoterapia há um excesso de teorias que, muitas vezes, forma a *trava* do terapeuta.

Essas teorias são falsas promessas de resolução de nossa impotência e de nossos impasses. É como se nos remetêssemos a uma espécie apócrifa de dicionário de homeopatia que nos dissesse: "Para paciente com pele rosa colonial, cuspe grosso, peido alto, caroço na asa do nariz e marca de biquíni, ministrar *hybiscus pulverizatus*, uma gota e meia, sete vezes e um quarto, de 47 em 47 minutos".

No entanto, por mais que se tente enquadrar teoricamente o ser humano, ele sempre consegue driblar as mais pormenorizadas explicações. Ele é único e singular, e sua criatividade é infinita, fazendo que escape às mais sutis chaves classificatórias. Felizmente!

Temos de aprender quando e como teorizar e quando parar de fazê-lo. É como *discutir a relação*. Tem hora de falar e tem hora de simplesmente amar. Sinto tanto prazer em aposentar os excessos teóricos quanto em clicar no *sim* quando o computador me pergunta pela janela aberta: *Tem certeza de que quer jogar na lixeira esta maravilha de programa que todo mundo adora?* Confesso que sinto até um certo prazer perverso nessas práticas, em que me sinto quase como um *gênio do mal* das histórias em quadrinhos.

E o paciente *travado*, ó meu, está enrolando só porque não sabe o que teorizar?

Proponho uma maneira psicodramática de visão, em que privilegio a criatividade e suas implicações, a complementaridade de papéis e a posição do sujeito em seu átomo social como três vertentes – não as únicas –, em que tal fenômeno pode ser visto e estudado com conseqüências técnicas e metodológicas diretamente delas derivadas.

Convido os leitores a co-criarem comigo.

À primeira vista, o que chama a atenção no paciente *travado*, não importa que tipo de *trava* tenha, é o estereótipo que carrega em suas diversas relações. Traduzindo para uma linguagem psicodramática, falta a ele espontaneidade em seus mínimos movimentos existenciais, que são realizados sem nenhuma ou com pouca criatividade. Ou seja, seu comportamento é conservado, preso a conservas culturais, a antítese da criatividade.

Esses movimentos existenciais pobres são visíveis na atuação de seus papéis sociais. Em complementaridade de papéis sociais simétricos ou assimétricos.

Por exemplo, complementaridade de papéis sociais de amigos, irmãos, amantes, colegas de trabalho (simétricos), e de patrão–empregado, paciente–terapeuta, professor–aluno (assimétricos).

A migração desse movimento existencial conservado ou não-movimento (se considerarmos as possibilidades criativas) repete-se com uma complementaridade de papéis para outra pelo efeito cacho ou feixe de papéis.

Importa saber, em uma primeira aproximação, se a *trava* (movimento existencial conservado ou não-movimento, pouco ou não criativo) acontece apenas na complementaridade de papéis simétricos ou assimétricos ou nas duas situações. Isso pode ter importância na caracterização da transferência (sob o ponto de vista psicodramático) que está em jogo na construção dessa *trava*. Esse modo conservado de atuar em um papel social, que estamos chamando de *trava*, configura um personagem conservado (imerso em um conjunto transferencial) que se *apossa* do sujeito como algo que o reveste de uma identidade especial, como: "Ih! Lá vem o *Mr. Multilock*!" E assim por diante, transformando-se muitas vezes até em apelidos, tal a constância de sua configuração e dificuldade.

É claro que, se pensarmos na vida como uma peça de teatro, um personagem conservado provocará nas pessoas que o rodeiam a tendência a atuar complementarmente a seu *script* repetitivo.

Assim, alguém diante do *Sr. Travado* ou *Mr. Multilock* se comportará também como *travado*, mesmo que não o seja com os outros. Ou então, como um *destravador* compulsivo, por exemplo, tentando arrastar o *Mr. Multilock* para festas, para dançar, ou ridicularizando-o etc., em todas as variações de complementaridade de papéis sociais possíveis, ou até o deixando de lado, reação que *Mr. Multilock* provoca, ressuscitando os fantasmas de cada um.

Conseqüentemente, dependendo da forma ou da falta de complementaridade de papéis sociais diante desse personagem conservado, podemos ter como resultado, o que é freqüente nesses casos, um isolamento sociométrico em seu átomo social. Ou seja, em seu mundo de relações interpessoais, ou estarão presentes poucas pessoas ou esse mundo estará pleno de incongruências de escolhas ou de mutualidades negativas de escolhas, um conceito sociométrico.

A sociometria ocupa lugar de destaque na teoria do psicodrama e fundamenta-se nas posições que as pessoas ocupam em qualquer grupo de que façam parte – em seu conjunto denominamos átomo social.

Essas posições, mais ou menos isoladas, dependem das escolhas positivas e de rejeições que se estabelecem de maneira mútua ou incongruente (escolha positiva de um lado e rejeição do outro, que ocupa o lado oposto da relação), permeada por uma percepção adequada ou distorcida da escolha do outro em relação a si mesmo. Disso decorre uma posição do sujeito mais integrada em um grupo ou mais isolada.

O paciente *travado* tende a ocupar uma posição mais isolada no grupo pela própria configuração de seu personagem, rejeitado mais facilmente. Por outro lado, a consciência de sua configuração *travada* contribui para que possa predominar uma percepção de que sempre será rejeitado, o que, muitas vezes, pode se caracterizar como uma distorção perceptiva, que aumentará seu grau de isolamento, favorecendo mais incongruências de escolhas ou mutualidades negativas.

Esse é apenas um exemplo de como pode ser o mundo interno e o mundo relacional do paciente *travado*, apesar de nem sempre as coisas acontecerem dessa maneira.

Dentre as categorias de papéis descritas pela teoria psicodramática, atualizadas pelos autores pós-morenianos (surgidos após Moreno, seu criador), a categoria papel imaginário define um papel conservado no sujeito, e não atuado. No caso do paciente *travado* como o *Mr. Multilock*, seria o *personagem destravado* transitando livre e solto em todos os seus papéis sociais.

Ora, o conjunto transferencial a que me refiro se compõe, no mínimo, dos sinais indiretos da transferência como um todo (equivalentes transferenciais) nas mais diversas relações (complementaridades de papéis sociais diversos), do personagem conservado atuado pelo efeito cacho ou feixe de papéis nos mais diferentes papéis sociais, das lógicas afetivas de conduta que fornecem a pauta de atuação desse personagem conservado e do poder simbólico do personagem que configura o papel complementar nas relações primárias.

Simplificando com um exemplo hipotético, na visão psicodramática, descobre-se que o *Sr. X* atua como *Mr. Multilock* nas diversas situações relacionais em sua vida e esse é seu personagem conservado. Diante de uma mulher, sente o corpo paralisado (sinal indireto de transferência ou equivalente transferencial), diante do chefe fica mudo (outro equivalente transferencial) etc. Descobre-se que na infância ficava rígido e mudo diante da mãe (personagem que reveste o papel social complementar de uma relação primária e que aqui detém o poder simbólico na construção desse movimento transferencial) *para não apanhar e não sofrer mais* (lógica afetiva de conduta, do tipo: "Se eu ficar quieto e mudo quem sabe não serei castigado e poderei ser amado").

Sob o ponto de vista teórico, rastrear psicodramaticamente esse caminho na direção do *status nascendi* desse conjunto transferencial, ajudando a promover um substrato co-criativo e co-espontâneo por meio de uma realidade suplementar (atuação e co-criação na cena psicodramática do protagonista, no caso o *Sr. X*; do diretor, o terapeuta psicodramatista, e dos egos-auxiliares, os companheiros de grupo, se for uma sessão de grupo ou terapeutas auxiliares), é instrumento suficiente para demolir o poder simbólico do personagem que reveste o papel complementar da relação primária e para desconstruir as lógicas afetivas de conduta, desfazendo, com isso, o personagem conservado pela transferência e permitindo o surgimento da atuação psicodramática espontânea e criativa do papel imaginário conservado dentro do sujeito. Isso permitirá a inauguração de uma nova forma relacional, um novo movimento existencial em que *Mr. Multilock* não estará mais presente, pelo menos em alguma de suas dimensões. Teoricamente, é o que se espera e praticamente é o que se faz no contexto psicodramático como fundamento teórico principal.

No entanto, tudo isso faz parte de um processo. Não se pode esperar que um paciente com tão fortes inibições (é claro que não estamos considerando aqui pacientes *travados* em decorrência de deficiência mental, quadros psicóticos graves e crônicos, pacientes com seqüelas neurológicas ou de doenças degenerativas) fique livre de suas amarras com uma única sessão de psicodrama. As implicações técnicas, suas razões e suas bases, relativas a esse tipo de paciente, a essa compreensão teórica ao longo de um processo de psicoterapia psicodramática, estão apontadas para algumas direções fundamentais.

A trava do terapeuta

Todo aquele que constrói dentro de si mesmo um personagem conservado – e o paciente *travado* não é diferente – *puxa* do outro com o qual se relaciona, em dado momento, uma forma particular de complementaridade à qual esse outro se adapta ou não. Costumo dizer que esse fenômeno de complementaridade de papéis sociais se dá pelo positivo ou pelo negativo da fotografia.

Ou seja, se nosso *Mr. Multilock* apresenta-se como um personagem conservado com base em um conjunto transferencial, tendo como alicerce uma lógica afetiva de conduta do tipo "vou me travar para não ser castigado ou rejeitado", em claro movimento de proteção que estende para suas relações de maneira geral, ele tanto pode provocar no outro uma reação de distanciamento, quanto de hostilidade, de exagerada piedade ou de excessivo acolhimento. Tudo dependerá da fisionomia do personagem conservado do outro.

Tanto ele (o outro) poderá reproduzir as atitudes do personagem que reveste o papel complementar primário interno de *Mr. Multilock* (a mãe, no exemplo dado anteriormente), agindo com distanciamento, ou o seu contrário (expressão do desejo de *Mr. Multilock*), incorporando uma atitude exageradamente acolhedora e compensatória de sua imensa solidão. Ou ainda, em dado momento, sob determinadas circunstâncias, comportar-se de uma maneira e, em outro momento, de outra.

O que importa é percebermos o mesmo significado transferencial por trás de reações diferentes na vivência relacional por meio da mesma complementaridade de papéis.

Naturalmente, quando isso acontece na relação com o próprio terapeuta (relação assimétrica), ainda que ele se sinta *travado* e impedido de ajudar seu paciente (impotente, exasperado, imobilizado etc.), essa compreensão poderá auxiliá-lo a objetivar na cena psicodramática a *trava* (de *Mr. Multilock*) e a *contratrava* (a do terapeuta) como ponto de partida do desenvolvimento da cena psicodramática até o desvelamento da trama oculta do protagonista (*Mr.Multilock*) em seu conjunto tranferencial e sua reversão, a não ser que o terapeuta também esteja imobilizado por seus fantasmas (suas transferências).

Solidão, transferência e posição sociométrica

Noel Rosa e Orestes Barbosa, no samba "Positivismo", já diziam:

> "O amor vem por princípio, a ordem por base,
> o progresso é que deve vir por fim.
> Desprezaste esta lei de Augusto Comte
> e foste ser feliz longe de mim."

O que é causa, o que é conseqüência e o que pode ser um processo de libertação de uma condição de isolamento?

That's the question, Hamlet!

Se considerarmos um sujeito em um grupo (qualquer grupo), ele será menos isolado, ocupando uma posição sociométrica central em relação aos demais membros componentes desse grupo, quanto mais relações de mutualidade de escolha ele possa estabelecer.

Para isso, não só os sinais (positivos, negativos ou indiferentes) de suas escolhas precisam ser emitidos claramente para que os outros os percebam com relativa facilidade, como também sua percepção quanto às escolhas dos outros direcionadas a si mesmo seja igualmente clara. São, portanto, seus índices de emissão e recepção de mensagens, de que nos fala Bustos, que devem estar desimpedidos e em pleno bom funcionamento.

Tanto a distorção de emissão de mensagens quanto a da recepção implicam maior possibilidade de escolhas incongruentes (positivas de um lado e negativas do outro, por exemplo), tendo como conseqüência maior isolamento sociométrico, uma posição periférica no grupo.

Por outro lado, o estabelecimento de relações de mutualidades negativas, embora, por definição, não desloque o sujeito para uma posição isolada, também não o sustenta em uma posição confortável. A mutualidade negativa sempre gera tensões dentro de um grupo e de qualquer relação.

A transferência é o fenômeno intrapsíquico que se objetiva inter-relacionalmente, comprometendo não só a emissão como a recepção de mensagens. Logo, é ela a última responsável tanto pelas incongruências de escolhas como por certas mutualidades de escolhas negativas envolvendo as relações humanas.

Por que *certas mutualidades de escolhas negativas*? Porque algumas vezes as mutualidades de escolhas negativas, pelo menos teoricamente, podem ser estabelecidas em um campo de adequação de escolhas, e não em um campo transferencial interferindo na clareza dessas escolhas.

Portanto, se a transferência é responsável por tudo isso, é dela a *responsabilidade* pelas posições sociométricas periféricas e pelo isolamento sociométrico; enfim, pelos condicionantes da solidão. No paciente *travado*, se a *trava* decorre de um *conjunto transferencial*, é esse conjunto que leva o sujeito à condição de solidão.

Sendo assim, tecnicamente importa considerar a solidão um sinal indireto da transferência, um equivalente transferencial que seja ponto de partida da cena psicodramática e que nos leve a seu *status nascendi*.

Logicamente, por "solidão como ponto de partida" entenda-se também poder partir de cenas da vida do sujeito em que suas incongruências de escolhas, suas mutualidades negativas de escolhas e o borramento de sua percepção em relação aos outros possam ser detectados no cotidiano de seu átomo social por meio da complementaridade de papéis sociais. Esse é o fundamento teórico da aplicação da técnica no método psicodramático.

Dramatizar ou não dramatizar com o paciente *travado*?

Para acalmar os psicodramatistas mais jovens: para qualquer psicodramatista, não importa quantos anos de prática tenha, é sempre difícil dramatizar com o paciente *travado*. Obviamente, se ele é *travado* na vida, em seu átomo social, em seus diversos papéis sociais, por que não seria *travado* na sessão de terapia, nos papéis sociais cliente–terapeuta, já que o terapeuta faz parte de seu átomo social?

Por outro lado, a própria dramatização, mesmo em uma sessão de psicoterapia psicodramática individual bipessoal, favorece a exposição do paciente. Se já é difícil falar com o terapeuta, imaginem o que é dramatizar na frente dele.

A situação é vivida como um teatro que *faço para o outro* e não como um meio de reviver sentimentos e emoções. A tendência é *travar* de vez ou refugiar-se em um desempenho meramente racional e distorcido e, desse modo, ineficiente.

O psicodramatista, nesses casos, deparará então com algumas questões fundamentais:

- O conceito de dramatização e a expectativa do psicodramatista.
- A utilização de técnicas auxiliares.
- O treinamento de papéis – técnicas de *role-playing*.

O conceito de dramatização e a expectativa do psicodramatista

O aprendizado e o exercício do psicodrama têm como modelo básico inicial as vivências (*workshops*). Por exemplo, as realizadas em congressos ou as sessões de psicoterapia psicodramática grupal, dirigidas em geral por psicodramatistas mais experientes, nas quais todos os instrumentos do psicodrama estão presentes (protagonista, diretor, egos-auxiliares e platéia).

Em geral, essas dramatizações têm começo, meio e fim, ou seja, passam por todas as etapas de uma sessão de psicodrama (aquecimento inespecífico, aquecimento específico, dramatização e compartilhamento). Desta forma, as dramatizações são muitas vezes empolgantes e ricas de criatividade.

É natural, portanto, que o psicodramatista busque sempre a excelência da dramatização que dirige, tendo esse modelo inicial como base e ficando muitas vezes decepcionado consigo mesmo e com o paciente quando isso não ocorre.

Primeiro, nem sempre há clima para uma dramatização acontecer, por diversas razões:

- há algo para ser elaborado verbalmente para que possa ser restabelecido um clima protagônico; ou
- há algo a ser explicitado e resolvido na relação entre os membros de um grupo, incluindo o terapeuta, ou entre terapeuta e cliente no âmbito de uma sessão individual: são impedimentos de ordem sociométrica que exigem do psicodramatista intervenção sociodramática para restabelecer o clima protagônico que precede a dramatização.

Esses são alguns exemplos de ocorrências com possíveis obstáculos ao ato de dramatizar.

Por outro lado, se o atendimento é individual, a aplicação técnica do método psicodramático é mais difícil, exigindo do psicodramatista um apuro técnico quanto ao início e à manutenção do aquecimento do protagonista.

É fundamental também que se considere que um processo psicoterápico qualquer é um texto com subtexto e, no psicodrama, particularmente, é uma ação dramática também com texto e subtexto, que se continua em pequenos parágrafos – as sessões –, encerrando capítulos temporariamente, sempre abertos a revisões e modificações, num livro sempre por se completar, escrito co-criativamente a quatro mãos nas psicoterapias individuais e a várias mãos quando em grupo. Ou seja, tudo pode ser retomado e nada está inteiramente fechado.

Há livros que são escritos rapidamente e outros que demoram anos para ser terminados. E o mundo está cheio de obras inacabadas. Assim é o ser humano.

A alta expectativa do psicodramatista quanto ao que e como deve ser uma dramatização acaba impedindo que ele veja como dramatização pequenos recursos técnicos que até ele utiliza e não valoriza ou que não utiliza porque espera sempre a emocionante dramatização com começo, meio e fim.

A utilização de técnicas auxiliares – pequenas dramatizações

O paciente *travado* até nas dramatizações que lhe propomos é um bom exemplo de indicação de recursos técnicos psicodramáticos auxiliares a que estou chamando de pequenas dramatizações.

Enfatizo aqui que, quando o psicodramatista utiliza esse procedimento, ele não está deixando de dramatizar, apenas dramatiza de outra maneira, sem deixar de ser dramatização.

É como no teatro. Há peças de três atos em duas horas e de um ato em meia hora, com cenários luxuosos, sem cenários, com figurino elaborado, com roupas comuns, com música, sem música. Existem pequenas atuações performáticas em bares, festas etc. Nada disso deixa de ser teatro.

Em psicodrama é a mesma coisa. Podemos percorrer um vasto arsenal de recursos técnicos que vai do mais simples ao mais complexo. Exemplos: utilização de jogos dramáticos simples, utilização da técnica do duplo, brinquedos, desenho, argila etc.

A técnica do duplo para o paciente *travado* pode ser utilizada freqüentemente no transcurso de uma sessão inteira ou quase inteira. O psicodramatista pode fazer o papel do paciente, mesmo sem sair de seu lugar, expressando o conteúdo latente de sua fala ou de sua pouca fala, expressando, como se fosse ele, as emoções e sentimentos não visualizados (ou não visualizados claramente). A repetição dessa técnica em uma seqüência de sessões no processo psicoterápico pode ajudar o paciente *travado* a se soltar aos poucos, perdendo o medo de expressar-se mais profundamente.

O desenho em psicodrama, técnica introduzida por Altenfelder Silva Filho, e os brinquedos, uma contribuição de Arthur Kaufman, são utilizados em psicodrama como dramatização. Ou seja, não é uma ilustração para uma interpretação, mas sim um desenrolar de cenas psicodramáticas da mesma forma que são desdobradas no cenário psicodramático, só que objetivadas no papel ou com brinquedos, incluindo falas dos personagens e encadeamento de várias cenas. São mais fáceis de ser realizadas pelo paciente *travado*. A argila também pode ser utilizada para o mesmo fim, e o suporte teórico para essas três técnicas é o princípio psicodramático de objeto intermediário.

A psicoterapia da relação, técnica criada e desenvolvida por Fonseca (2000), embora não deixe claro no nome, não passa da utilização da função ego-auxiliar do diretor de psicodrama. Nela o psicodramatista, sem deixar de ser diretor – porque continua controlando o tempo da sessão, fazendo todas as interrupções necessárias e comandando a direção dos procedimentos –, cumpre função de ego-auxiliar, que denomino, por essas razões, função ego-auxiliar do diretor. Essa função ego-auxiliar, no caso da terapia da relação, consiste em tomar o papel dos personagens do átomo social do paciente (nesse caso, do paciente *travado*), dialogando diretamente com ele e propondo, conforme o desenrolar do diálogo, trocas de papel, em que o terapeuta passa a ser o paciente e o paciente passa a ser os personagens de seu mundo interno. Um parêntese: a técnica do duplo é outra função ego-auxiliar do diretor, quando é ele (o diretor) que a utiliza.

A técnica do psicodrama interno, que nada mais é que uma dramatização que privilegia tecnicamente a utilização dos iniciadores ideativos (na classificação de Bustos, substituindo o termo iniciador mental de Moreno) como ponto de partida e como desenvolvimento psicodramático, é outro recurso muito útil para aplicação com o paciente *travado*, embora a *trava* também apareça com freqüência na vigência desse recurso técnico.

Cabe deixar aberta a discussão, no caso da utilização de desenhos, brinquedos, psicoterapia da relação e psicodrama interno, se mais do que técnicas esses procedimentos poderiam ser considerados variantes metodológicas do psicodrama.

O treinamento de papéis – técnicas de *role-playing*

Em uma comunicação pessoal numa jornada de psicodrama, Wolff surpreendeu-me reeditando Moreno criativamente. Moreno descobriu as possibilidades terapêuticas do psicodrama com o caso Jorge–Bárbara, conhecido por todos os psicodramatistas. Quando ele, em seu teatro espontâneo, pede a Bárbara que deixe de fazer os papéis de heroínas do *bem* e passe a atuar como personagens do *mal* (bruxas, prostitutas, madrastas etc.), ela começa a melhorar sua relação com Jorge, seu marido, passando gradativamente do personagem conservado a *megera* – e com um desempenho, na vida real, em casa, do papel de esposa mais dócil, mais carinhosa e mais cordata. Resultado criativo de um treinamento de papéis que posteriormente passou a ser incorporado como técnica do método de *role-playing*, aqui, com Bárbara, por seu oposto (treinamento de papel de esposa pela repetição de seu lado ruim e caricato).

Wolff, em uma sessão individual com um paciente *travado*, resolve aplicar esse recurso de Moreno também utilizando a função ego-auxiliar do diretor. Ele propõe ao paciente ir com ele para a cena psicodramática com a cena aberta, como um teste de espontaneidade. Nela Wolff assume os mais diferentes e aleatórios papéis psicodramáticos, jogados na cena psicodramática, puxando de seu paciente *travado* qualquer complementaridade para cada um daqueles papéis que ele atua diretamente na ação do psicodrama. Utiliza essa forma de emprego da técnica apenas com a finalidade de treinar e de exercitar a espontaneidade e a criatividade de seu paciente *travado*.

Outra maneira de atingir o mesmo resultado é a utilização da técnica do espelho e da técnica de dramatização do chamado *teatro de reprise*, com variações.

Em uma situação de atendimento individual, uma variante que pode ser utilizada é a de, também cumprindo a função ego-auxiliar, o diretor ir sozinho para o cenário psicodramático, tendo o paciente como platéia. Uma vez no cenário, ele atuará os diversos personagens do paciente *travado*, como um teatro espontâneo de um único ator fazendo vários papéis para um único integrante de uma platéia. Isso desencadeará insights *dramáticos* em seu paciente, que poderá ser convidado a entrar em cena se quiser e quando quiser para interatuar livremente com qualquer personagem de sua vida – um princípio do *teatro de reprise* aplicado ao atendimento individual.

Essa mesma forma de trabalho pode ser utilizada com o paciente *travado* na situação de atendimento grupal. A única diferença é que os personagens de sua vida nas diversas cenas são desempenhados por seus companheiros de grupo, seus egos-auxiliares naturais, acrescidos ou não de egos-auxiliares profissionais.

Cabe aqui uma crítica à prática comum em nossos dias, a do chamado *teatro de reprise*. Essa forma de psicodrama privilegia a atuação de egos-auxiliares profissionais que passaram a ser chamados de atores de *teatro de reprise* e que treinam, até duramente, seu papel de *ator espontâneo*.

O protagonista fica sempre de fora em uma situação de espelho e, para mim, fica parecendo um "touro de rodeio" escoiceando o cercadinho, doido para entrar na arena e contido a duras penas, proibido de fazê-lo.

Há quem diga, no psicodrama, que essa situação é benéfica porque provoca uma ação reflexiva numa situação de espelho. Discordo. Protagonista é e sempre será protagonista. É ele que carrega o drama privado de cada membro e o drama coletivo do grupo. Por isso mesmo será seu principal transformador e desencadeador do compartilhamento, ou seja, da emergência do co-inconsciente grupal a partir do co-consciente grupal.

Da maneira como o *teatro de reprise* vem sendo feito comumente, o protagonista fica impedido de transformar seu próprio drama. E nada é mais antipsicodramático do que isso. Sobretudo, os atores espontâneos acabam fingindo não ser egos-auxiliares do protagonista (embora estejam ali para isso). E não é dizer que são *apenas* egos-auxiliares. São egos-auxiliares. Digam isso de boca cheia, porque ser ego-auxiliar não é uma atividade secundária. É co-construir uma realidade suplementar a serviço do protagonista, impulsionando-o para uma explosão espontânea e criativa. Não é pouco.

Não é de hoje que a falta de compreensão dessas atribuições e da importância do ego-auxiliar acaba por levá-lo a *invejar* o diretor. O ego-auxiliar *põe a mão na massa* com o protagonista na cena psicodramática e é o diretor que *leva os louros*. As supervisões de profissionais de psicodrama revelam isso.

Essa situação agravou-se nos anos 1980, no Brasil, quando os egos-auxiliares profissionais passaram a ser menos utilizados, só começando a reaparecer nos anos 1990, com outra cara, com o movimento crescente da revitalização do *teatro espontâneo* em suas diversas formas.

Pois bem, levando em conta tudo isso, até parece que o *teatro de reprise* é um troco tardio e histórico dos egos-auxiliares profissionais *obscurecidos* durante tantos anos pelos diretores de psicodrama, enfim relegados à mera função de mestres de cerimônias no *teatro de reprise*.

Parece filme de suspense no estilo de *A volta das aranhas assassinas*. Ou melhor, *A vingança dos egos-auxiliares 2*.

Assim como está sendo feito, em boa parte das vezes, o *teatro de reprise* deixa de ser psicodrama de fato, parecendo-se mais teatro amador. Isso fica evidente quando, no fim do *espetáculo*, os atores espontâneos comportam-se como atores do teatro tradicional, vindo à frente da cena juntos para agradecer aos aplausos. O protagonista desaparece completamente nessa hora.

Ora, tal prática denota que o foco não é o protagonista nem o trabalho de ego-auxiliar. O foco passa a ser o teatro e seus atores. Um ego-auxiliar, no psicodrama, está apenas, repito, a serviço do protagonista e é regido por uma ética não explícita, em que é ele quem deve desaparecer no fim da dramatização – os holofotes apontando para o protagonista e, depois, na etapa de compartilhamento, também para a platéia, à qual o ego-auxiliar apenas deve se misturar.

A revolução de Moreno foi justamente romper drasticamente a divisão entre a cena dramática e o público.

A meu ver, quatro determinantes contribuem para esse foco exagerado aos atores espontâneos-egos-auxiliares em detrimento do protagonista: a insuficiência de treinamento do papel de ego-auxiliar nos cursos de formação de psicodrama; o fator econômico, que torna caro o emprego de egos-auxiliares profissionais no contexto das psicoterapias, reduzindo a oportunidade de trabalho e de treinamento como ego-auxiliar; a dificuldade de definição do campo de trabalho dos psicodramatistas socioeducacionais (o nome é impreciso, uma saída retórica, como se só os psicodramatistas não-psiquiatras e não-psicólogos estivessem habilitados a dirigir sociodramas e a atuar na comunidade), de modo que essa forma de trabalho psicodramático a meio-caminho acaba funcionando como *solução tampão* que encobre a questão fundamental, que é a definição do campo de atuação dos profissionais de diferentes fontes de formação profissional que atuam no psicodrama; e, finalmente, a importação acrítica e colonizada do modelo norte-americano (que originou o *playback theatre*, pai do *teatro de reprise*) de trabalhar publicamente com o psicodrama de maneira mais distanciada, mais protegida e menos comprometida (nos Estados Unidos, tudo acaba em processo).

Por essas razões, defendo veementemente o ponto de vista de que o *teatro de reprise* só se tornará de fato psicodramático (alguns colegas chegam a não considerar o *teatro de reprise* psicodrama) se soltarmos o protagonista de seu "cercadinho de touro de rodeio", libertando-o para a ação psicodramática transformadora, co-construindo sua realidade suplementar conjuntamente com os atores espontâneos, que, aí sim, se tornarão de fato seus verdadeiros egos-auxiliares. E, com isso, promover, após a dramatização, um compartilhamento da platéia com o protagonista. Uma ressonância explícita. Mas tudo isso é outra história, é outro capítulo de livro de psicodrama.

Ao paciente *travado* em grupo, essa técnica, derivada do *teatro de reprise*, compreendida e realizada dessa maneira, é uma boa saída técnica grupal, desde que não o transformemos em um "touro de rodeio no cercadinho", dando-lhe a verdadeira liberdade que o protagonista deve e precisa ter, com ampla oportunidade de compartilhamento e ressonância, trazendo o grupo para um mergulho direto do que era há pouco, antes da dramatização, seu co-inconsciente configurando o drama coletivo. Uma esperança real de *destravamento*.

O mesmo recurso aplicado ao atendimento individual, e a ele adaptado, nada mais é que um misto de *teatro espontâneo* com sua variante técnica, o *teatro de reprise*, focado em uma técnica de espelho, aprimorada na *função ego-auxiliar* do diretor e na *função platéia* do protagonista. E, é claro, também sem "touro de rodeio no cercadinho".

A indicação de grupo

Um grupo de psicodrama é uma reação química com reagentes desconhecidos. Isso é uma máxima sociométrica.

Existe uma literatura especializada inútil que nos faz perder um tempo precioso procurando predeterminar como deve ser a composição de um grupo para que ele funcione bem etc.

Ora, a sociometria nos diz indiretamente que só quando as pessoas vivenciam as relações, não importando se esse vivenciar é curto ou longo, elas estabelecem vínculos em que estão presentes as mutualidades e incongruências de escolhas sociométricas. Em se tratando de ser humano, não dá para fazer previsões do tipo "Fulano não se encaixará no grupo A" ou "é ideal para o grupo B" etc. Não é possível prever tais coisas porque nunca se sabe que transferências podem ser levantadas de parte a parte com a entrada de um elemento novo no grupo e se essas transferências poderão ou não ser desfeitas com o trabalho psicodramático.

Por analogia, o mesmo aplica-se à indicação de grupo para o paciente *travado*. Também não é possível prever. Configurações sociométricas grupais felizes e imprevisíveis podem ajudar, e muito, o paciente *travado* a se *destravar*, bem como configurações desfavoráveis podem *travá-lo* ainda mais. Isso não é sistematizável. É tentar e comprovar. Seguir adiante ou ter a humildade de voltar atrás e retomar o atendimento individual. Obviamente cada caso é um caso.

Igualmente inútil é a tentativa de categorização do paciente *travado* em teorias de desenvolvimento que nada têm de psicodramáticas, por exemplo a *teoria da matriz de identidade*. Comumente essa dita *teoria* tão de agrado dos psicodramatistas é mais imobilizadora e conservada que criativamente vivenciada nos movimentos existenciais do ser humano.

Deixando uma crítica mais elaborada à parte, assunto do qual já me ocupei diversas vezes, lembro apenas que o psicodrama é puro movimento relacional que contraria francamente o estancamento em fases do ser humano quando visto pela perspectiva da matriz de identidade. Teorizar sobre a criatividade deve deixar margem à própria criação, inclusive na construção de uma teoria.

Só para provocar um pouco seus defensores, e pararei por aí, proponho uma visão diferente, com algum movimento, caso utilizasse esse referencial que me atravessa a garganta.

Dizer que Beltrano está na fase do duplo, na fase do espelho ou na fase da relação em corredor é, para mim, puro imobilismo que restringe a visão do homem. É como dizer que o ser humano é uma besta quadrada que estancou seu desenvolvimento no tempo, inclusive o desenvolvimento neurológico, esperando apenas que lhe coloquemos o babador.

Para o mesmo critério, se eu utilizasse esse referencial, diria que Beltrano, em um momento relacional específico para uma complementaridade determinada de papéis sociais, por alguma forma de intromissão transferencial, dentro de um campo sociométrico também específico, no andamento de um projeto dramático determinado, comporta-se, momentaneamente, comprometido por sua espontaneidade e criatividade, como se estivesse na fase de desenvolvimento infantil do duplo, do espelho ou da relação em corredor etc. Caso contrário, é o terapeuta que fica *travado* diante do paciente *travado* com tal *trava* da teoria.

Se teorizarmos sobre criatividade, é fundamental que saibamos quando parar. O resto é com a própria criação. Não acha, *Mr. Multilock*?

Referências bibliográficas

AGUIAR, M. *O teatro terapêutico: escritos psicodramáticos*. Campinas: Papirus, 1990.

BAIOCCHI, A. "O poder simbólico e as relações co-inconscientes e co-conscientes dos vínculos familiares: história de vida de uma jovem/mulher na construção de um sucesso escolar." Trabalho apresentado no IV Congresso Ibero-Americano de Psicodrama. Buenos Aires, mai. 2003.

BUSTOS, D. M. *Novos rumos em psicodrama*. São Paulo: Ática, 1992.

______. *O teste sociométrico: fundamento, técnica e aplicações*. São Paulo: Brasiliense, 1979.

______. *Psicoterapia psicodramatica*. Buenos Aires: Editorial Paidós, 1975.

CALVENTE, C. *O personagem na psicoterapia*. São Paulo: Ágora, 2002.

CUKIER, R. *Psicodrama bipessoal: sua técnica, seu terapeuta e seu paciente*. São Paulo: Ágora, 1992.

FONSECA, J. *Psicodrama da loucura*. São Paulo: Ágora, 1980.

______. *Psicoterapia da relação: elementos de psicodrama contemporâneo*. São Paulo: Ágora, 2000.

KAUFMAN, A. "O jogo em psicoterapia individual." *Revista da Febrap*, ano 1, n. 2, p. 82-86.

KNOBEL, A. M. A. A. C. "O teste sociométrico centrado no indivíduo." Monografia apresentada à Sociedade de Psicodrama de São Paulo, 1981.

MORENO, J. L. *Fundamentos de la sociometria*. 2. ed. Buenos Aires: Editorial Paidós, 1972.

______. *Psicodrama*. 2. ed. São Paulo: Cultrix, 1978.

NAFFAH NETO, A. *Psicodrama: descolonizando o imaginário*. São Paulo: Brasiliense, 1979.

NERY, M. P. *Vínculo e afetividade*. São Paulo: Ágora, 2003.

PERAZZO, S. *Ainda e sempre psicodrama*. São Paulo: Ágora, 1994.

______. *Fragmentos de um olhar psicodramático*. São Paulo: Ágora, 1999.

______. "Transferência e personagem." Trabalho apresentado no XIV Congresso Brasileiro de Psicodrama. Belo Horizonte, 2004.

SANTOS, G. S. "Ação dramática: seu sentido ético e suas roupagens ideológicas." In: Vários autores. *J. L. Moreno, o psicodramaturgo*. São Paulo: Casa do Psicólogo, 1989, capítulo X.

SILVA FILHO, L. M. A. "Psicograma: o uso do desenho na psicoterapia psicodramática." *Psicodrama*, ano IV, n. 4, ago. 1992, p. 56-77.

Sergio Perazzo

Psiquiatra, psicodramatista, professor-supervisor-didata da Sociedade de Psicodrama de São Paulo – SOPSP, credenciado pela Federação Brasileira de Psicodrama – Febrap, autor de diversos livros e artigos sobre psicodrama.
E-mail: serzzo@terra.com.br

12. O silêncio no diálogo terapêutico

Wilson Castello de Almeida

O analista deve saber que aquilo que o embaraça está ali justamente para embaraçá-lo.
Chertok e Stengers

Ao iniciar o presente texto, devo expor minha convicção de que o psicodrama, em qualquer de seus campos, é proposta a ser realizada em contextos grupais. No entanto, o psicoterapeuta psicodramatista depara em sua clínica com pessoas que não desejam participar de grupos ou que não estão indicadas para esse tipo de cuidado, o que nos coloca a questão: o que fazer?

Desse desafio surgiram como respostas algumas derivações inteligentes criadas no movimento psicodramático brasileiro: o psicodrama bipessoal, a psicoterapia da relação, o psicodrama interno, a análise psicodramática e outras tentativas. Todas essas pesquisas inspiraram-se nos protocolos clínicos de J. L. Moreno (1959), em que ele apresentou vários casos de "psicodrama individual", sem grupo, com uso ou não de egos-auxiliares.

Particularmente, posiciono-me de maneira distinta ao procurar, pelo viés do método fenomenológico existencial, um modo coerente de exercício da especialidade, resultando no denominado *diálogo terapêutico*.

O diálogo terapêutico, como eu o entendo e pratico, tem tradição na analítica existencial, nas psicoterapias interpessoais propostas por J. L. Moreno e H. S. Sullivan, colhendo, ainda, contribuições compatíveis da psicanálise, sendo ponto de partida e ponto de chegada. Por ele começamos e finalizamos o procedimento individualizado pretendido, permitindo-nos firmar ali o espaço da psicoterapia na clínica psiquiátrica.

Diga-se de passagem, clínica é palavra grega, *kline*, significando leito ou, mais precisamente, "medicina exercida à beira do leito"; outrossim, em processo de transformação semântica, é dita: "atenção médica dada a pacientes que retornam à sua casa depois de uma sessão de tratamento".

O que caracteriza sobremaneira a clínica é a qualidade de humanização das relações exponenciadas na díade paciente–profissional (médico, psicólogo etc.). E qualquer humanização se dará por meio das palavras, conforme nos ensina o dialógico de Martin Buber.

A representação verbal, isto é, a fala ou, mais apropriadamente, a palavra, recebe, organiza, mantém, transforma e explicita as expressões de afeto. O processo de comunicação humana, em sua pragmática, está sustentado até hoje pela retórica aristotélica, em que há uma pessoa falante (quem), uma fala pronunciada (que) e um ouvinte (quem). Em cima dessa equação inicial e primária [$q_1 + q_2 + q_3 = f$ (relação humana)], desenvolve-se o estatuto em que se identifica o percurso da linguagem, do desejo, do inconsciente e da lei.

A fala é, em si, um modelo criativo de comunicação. Com base em um conjunto finito de palavras, pela polissemia dos significados, abre-se um contingente de variadas expressões capaz de intermediar o mundo vivencial interno com o mundo experiencial externo. Enquanto o estudo do pensamento diz respeito a idéias, o estudo da linguagem refere-se a palavras de forma primordial, porém, desdobrando-se na escrita, no gestual, na estética dramática, no sistema onírico.

Mediante pressuposto de que o paciente a quem se indica a psicoterapia tenha passado por uma triagem cuidadosa, de diagnóstico psicopatológico correto, temos esboçados três caminhos terapêuticos:

1. tratamento medicamentoso exclusivo;
2. psicoterapia exclusiva;
3. associação das duas propostas anteriores.

Então, pode-se deduzir que, ao chegar ao atendimento psicoterápico, o paciente já tenha sido estudado sobre as eventuais razões de alguma incompreensibilidade de sua fala. Razões mecânicas (mudez e tartamudez, como exemplo), razões léxico-culturais (escolarização, dialetos, segunda língua), razões emocionais (gagueira novamente como exemplo), razões subjetivas (conscientes ou inconscientes), razões da ordem do desejo e razões da psicopatologia profunda (esquizofrenia, melancolia etc.).

Depois das entrevistas preliminares, o início da psicoterapia será acionado quando tivermos a conjunção de, pelo menos, quatro fatores: a demanda do cliente, a disponibilidade do profissional, o diagnóstico e o contrato, em um processo rotativo, conforme a figura 1, em que cada fator é tão importante quanto o outro, e todos convergem para um centro único: o diálogo terapêutico.

Figura 1. Conjunção de fatores no início da psicoterapia

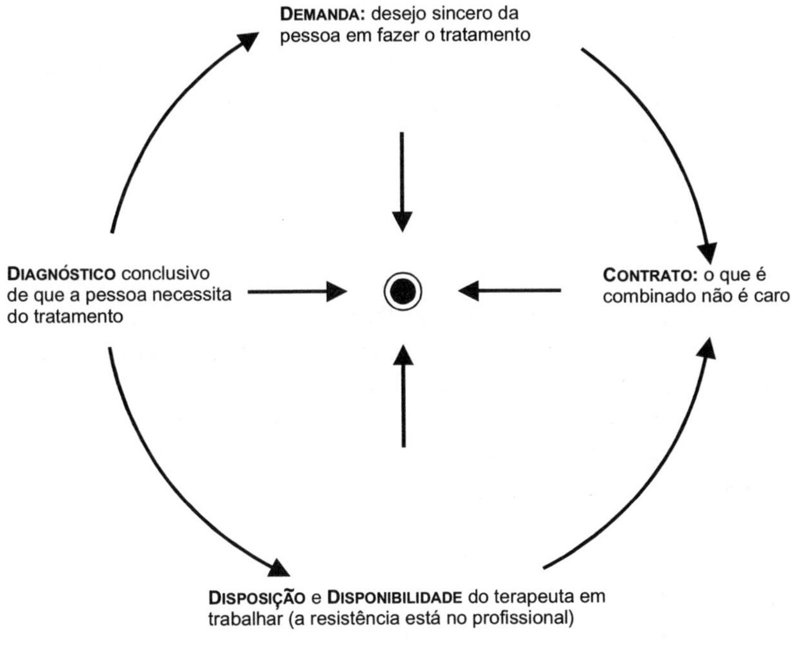

Demanda do paciente

A psicoterapia começa quando o paciente a solicita, traduzindo vontade ou desejo em se tratar, que vai se densificar no decorrer do processo.

A demanda coincide com a autorização que o paciente nos dá para submeter-se a nosso método de atividade. "Necessita de tratamento quem demanda." Na linguagem jurídica, o termo demanda refere-se a intentar ação judicial, pedir, requerer, disputar, litigiar. Como termo poético, diz-se do combate, da guerra, da peleja. Na economia política, diz da quantidade de produto ou serviço de que uma comunidade está necessitando. Demanda quem necessita, requer e "briga" para tal. O termo protagonista, em grego, diz exatamente isso: "aquele que luta para ser o primeiro".

Nas psicoterapias, o termo demandar extrapola as definições de queixa ou relato. A queixa ou o relato vêm antes, abrindo alas para a demanda; e esta, bem estudada, explicita o desejo. Demanda, pois, trata da motivação do paciente – é o próprio sujeito que tem de querer a psicoterapia, mobilizando a escolha real e verdadeira.

Freud debitou à transferência positiva (amorosa, amistosa) a expressão do querer tratar-se, o que, mais tarde, outros autores chamaram de "aliança terapêutica".

Disponibilidade do terapeuta

O terapeuta deve estar mobilizado pelo caso que se lhe apresenta ou simplesmente motivado a trabalhar, disposto a enfrentar todos os riscos de um jogo do qual conhece o início e o fim, mas não sua evolução. Por isso, diz-se que disposição e disponibilidade devem andar juntas, como formas de uma intenção culturalmente desejada.

A cada sessão, o terapeuta deve entrar com um estado de espírito diferente do da sessão anterior, com ânimo original e entusiasmo para doar seu tempo, sua atenção e suas energias a uma lida exigente. Isso posto, é o que induz e facilita a participação do paciente de maneira fluida e clara.

Ao terapeuta cabe a boa educação, a simpatia espontânea e natural próprias do cidadão de boa formação. Não há lugar para impaciência e rispidez no trato terapêutico. Não se pode esquecer de que quem necessita de cuidados é o paciente. Não só pelo sofrimento que o traz ao tratamento, não só pela eventual doença (psíquica ou orgânica) subjacente à sua demanda, mas também pelo desamparo em que se encontra. A tão declamada resistência do paciente em dar conta da participação muitas vezes está no próprio terapeuta.

O doutor T. R. Harrison, expoente da clínica médica norte-americana, escreveu: "A irritabilidade e a exasperação do médico podem às vezes representar não o protesto lógico contra a falta de cooperação do paciente, mas sim a sensação básica, não inteiramente consciente, de insegurança do profissional. O tratamento psicológico do paciente deve ser iniciado pelo tratamento psicológico do próprio terapeuta".

Diagnóstico

Estudar o paciente nos vários aspectos diagnósticos é a maneira de dar munição para o profissional entender o que está acontecendo e, com isso, não entrar, ele mesmo, em pânico. É sempre atual o axioma médico: "Cura o que se conhece, conhece o que se sabe, sabe-se o que se estuda". O estudo diagnóstico tem função bem estabelecida na clínica psiquiátrica e nas psicoterapias. Por meio dele, é possível estabelecer as estratégias do tratamento.

J. L. Moreno indicou-nos três tipos de convalidação diagnóstica: a convalidação existencial, em que o método fenomenológico existencial se apresenta; a convalidação estética, das representações cênicas dos contextos grupal e psicodramático; e a convalidação científica, em que se inclui o discernimento das afecções e suas relações dinâmicas com a psicopatologia.

Cinco são as possibilidades do conhecimento psiquiátrico da saúde e da doença: a clínica, a estrutural, a dinâmica, a relacional (própria do psicodrama) e a existencial (o modo de ser de cada pessoa). Remeto o leitor a meu livro *Psicoterapia aberta* (2006) para mais esclarecimentos sobre o assunto.

Contrato

O contrato, de certa forma, reúne as "regras estabelecidas" para a relação terapêutica funcionar como um jogo, o jogo do dizer e do calar, no qual possa surgir a verdade do desejo. Qualquer jogo exige pressupostos civilizados e, como exemplo, temos o jogo de xadrez, em que as regras são a ética dos enxadristas.

É clássico afirmar nesse pacto a instrução dada ao cliente: fale sem se criticar, fale pelo livre pensar. O sujeito, ao propor tratar-se, tem de "produzir" material de sua realidade psíquica e de sua experiência factual, sem o que a tarefa não é possível.

Todo profissional psi disposto a ser terapeuta cria um estilo de trabalho espontâneo e criativo a partir de desejada simplicidade: horários, freqüência, honorários, consultório, trajes e aspecto pessoal, aqui incluídas expressão e conduta, que devem ser tratados com bastante autenticidade, sem complicações burocráticas.

O profissional deve exercer seu ofício nos limites da capacidade física, da tolerância mental e de seu equilíbrio emocional. Paciência infinita e bom manejo técnico farão parte do dom de cada um. As regras teóricas e o expediente prático serão colocados já no início da atividade, no que se chama "contrato", mas sem exigências de atribuir ao paciente os papéis de aluno aplicado ou de filho obediente.

Nesse item inserem-se algumas informações pedagógicas sobre a psicoterapia, como ela funciona por princípio e o essencial: sobre o discurso do paciente. As partes têm de estar acordes de que ao paciente caberá expressar-se com mais freqüência, para ser compreendido nas necessidades, nos desejos, em suas dores, sofrimentos e na intenção de fazer transformações. No acordo, algumas informações de ordem didática são passadas ao cliente, entre elas a de que o processo evoluirá tanto melhor quanto maior for sua participação.

O contrato, também chamado de "premissas iniciais", consiste em um conjunto de intenções entre terapeuta e cliente, em que se estabelecem normas de convivência.

Falando do silêncio

Silêncio é o estado mental de quem se cala, abstendo-se de expressar-se pela fala. Trata-se de privação voluntária de resultado mais amplo, assim: o não escrever, o não publicar, o não manifestar os pensamentos e as opiniões, o não comparecer, o não participar, o não querer e o não desejar.

O silêncio é cúmplice do sigilo, do mistério e do segredo. É comparsa do autoritarismo, da censura e das ditaduras (externas e internas). É também companheiro das repressões religiosas, como o "silêncio obsequioso" imposto pelo Vaticano a seus membros em determinadas ocasiões. Mas também está presente nos ambientes silentes das contemplações místicas, onde as meditações têm como zênite a iluminação. Ele faz par com a morte, com Tânatos, com a perplexidade do não-ser.

Em termos filosóficos temos de considerar a quietude um momento reflexivo. Reflexão é a capacidade de concentrar-se sobre si mesmo, permitindo ao espírito divagar sobre idéias, sentimentos, representações, desejos. Desse viés, é uma virtude que dá conta dos fatos, sopesa os juízos, controla a impulsividade. Quem reflete pensa, contempla, medita, voltando-se para si mesmo com a intenção de colher frutos maduros da ponderação com fertilidade. O moralista Baltasar Gracián predica: "É no silêncio que a prudência refugia".

Na poesia, a quietez é a intensidade da vida espiritual em busca do infinito. Como nem todos são poetas, para alguns é terrível entrar no processo imaginativo da expressão livre, espontânea e criativa.

Como afirmação da identidade, o emudecer traduz o espanto da pessoa por ser-lhe dada a liberdade de se expor, talvez uma novidade para sua vida expressiva.

A fala abafada leva-nos a pensar no marasmo psíquico, na contenção do pensamento, na inércia mental. Trata-se do quadro psiquiátrico de importante amplitude, expresso na incapacidade fonética, o que significa, às vezes, a dificuldade de entrar na relação afetiva com o outro.

O silêncio ocorre não só durante o processo terapêutico propriamente dito, mas também durante as chamadas fases pré ou para-análise, em que se incluem as entrevistas preliminares, a psicoterapia de apoio, o aconselhamento e a ação de ajuda.

Avaliação e hipóteses clínicas

William James, citado por Laing, dizia que o não querer se comunicar é "a punição diabólica jamais inventada".

A indisposição do cliente em comunicar-se pode ter conteúdos conscientes e inconscientes. Se consciente, permanece no plano da "má-vontade" ou, simplesmente, da "não-vontade". Perscrutar esse subjetivo é tarefa do terapeuta. Vários autores ensinam que o paciente se nega a "entrar" no processo terapêutico por medo, orgulho, amor-próprio, empáfia ou arrogância. O paciente gostaria da participação do terapeuta em seu sofrimento, mas sem que ele se intrometa em sua vida. O pensamento predominante seria: "Não posso aceitar a idéia de ser libertado por outro que não seja eu mesmo", máxima do oracular F. La Rochefoucauld, citado por Lacan (1966), para dar dimensão ao amor-próprio.

O estudo da sintomatologia neurótica da infância (que não deve ser confundida com a neurose do adulto) mostrará o paciente como filho de família ansiosa, supercrítica, com laivos de sadomasoquismo em suas relações identificatórias, em que a criança, um dia, sentiu-se abandonada, fragilizada, tornando-se incompetente para enfrentar o mundo social, resultando no adulto inibido e tímido.

Muitas vezes, o silêncio apresenta-se como um núcleo incompreensível e, como no "umbigo do sonho", não se tem acesso à linguagem escorreita e ao pensamento claro que a precede. No entanto, como diz Radmila Zygouris, "abrir-se ao pensamento não é algo fácil. Às vezes, são necessários anos para familiarizar-se. Alguns analisandos nunca chegam lá. Outros são muito talentosos. E isto não tem relação alguma com as normas da psicoterapia".

O silêncio prolongado do adolescente é um comportamento bem conhecido pelas famílias. E parece-nos dizer tão-somente de seu medo do pai repressor. Acrescente-se a isso o silêncio fóbico, o medo de dizer bobagens, asneiras e quejandos.

A ausência total, ininterrupta, da vocalização indicaria a possibilidade de o paciente estar regredido ou até mesmo psicótico. O autismo em expressão temporal maior, impondo-se de forma absoluta, é preocupante e requer outros modos de intervenção.

O silêncio apresenta-se ainda como reflexão de paz elaborativa, um jeito não-verbal de comunicar-se, como mecanismo de defesa, negativismo depressivo, agressividade contida, sexualidade recalcada, dificuldade de pensar e de explicitar o pensado, ideação obsessiva. Como pulsão de morte e expressão de desamparo e medo são outras formas de pensá-lo.

Para Ferenczi, o psicoterapeuta estaria no lugar de todos os interlocutores da vida anterior do paciente que, provavelmente, não o escutaram, podendo então percebê-lo como nova ameaça, reativação de ansiedades primitivas.

O estado de introspecção pode fazer parte do comportamento do paciente que Betty Joseph (1975) chamou de "o paciente de difícil acesso" e Joyce Mac Dougall (1972) denominou "casos difíceis", caracterizados basicamente por viscosa resistência a mudanças estruturais por serem portadores de uma inação caracteriológica defensiva.

O silêncio como tentativa de sedução é hipótese a não ser desprezada. Devemos perguntar sempre: a que estrutura psíquica pertence o cliente calado – à neurose, à psicose, à perversão? Inúmeras versões são estabelecidas para o entendimento da "distração" no diálogo terapêutico: birra infantil, equívocos do discurso, expressão dramática de um sentimento, pedido de ajuda, sentimentos de inveja e competição e o sentir-se ameaçado pela "onisciência" do terapeuta.

O profissional pode levantar inúmeras hipóteses, até as mais incríveis, sem obrigação de repassá-las ao paciente: ímpeto assassino, erotismo dirigido ao terapeuta, desejos suicidas, canibalismo, medo do sadismo do terapeuta, dúvidas sobre o saber do terapeuta. Questões e hipóteses fazem parte do exercício de pensar do terapeuta, e a oportunidade de comunicá-las compõe a cuidadosa tarefa de intervenção.

O estar pensativo traduziria obstinação, procrastinação, manobra a favor da estagnação do processo terapêutico ou incapacidade de fazer associações de idéias e de explicitá-las. Será o paciente portador de um segredo que teme revelar? Traria ele, em seu imaginário, a idéia de que os terapeutas comentam as sessões em suas rodas sociais, com risco de identificá-lo? O silêncio é uma forma de *acting-in*.

No deprimido é capítulo importante e deve ser reconhecido de forma adequada. A depressão leva a pessoa para dentro de si mesma, retraindo sua rede sociométrica e desvalorizando seu átomo social.

Personalidades introvertidas com expressão de timidez e fobia social, somadas à agressividade, requerem diagnóstico mais refinado: pré-esquizofrenia, caracteropatia?

Diagnóstico delicado é o da personalidade narcísica. Sendo aquela que não tem outro objeto de desejo senão ela mesma, não é capaz de participar do processo transferencial e, muito menos, do tele moreniano. Sem fazer trocadilho com a lenda, diz-se que Narciso não permite Eco em suas relações. O silêncio seria uma forma de atestar tal afirmativa.

Pessoas infantilizadas trazem uma gama de comportamentos característica de seu estado, justificando um modo de ser acanhado: deficiência na capacidade de observação de terceiros, dificuldade de tomar decisões, possibilidade prejudicada de expressar-se, sentimento precário de identificação etc.

A privação da palavra pode surgir como sintoma da revolta íntima de não-aceitação da assimetria relacional paciente–terapeuta, disputa narcísica invejosa, com a fantasia de que com a mudez ele (cliente) vencerá o jogo estabelecido com o terapeuta, traduzido no pensamento: "O terapeuta não vai mandar em nada, eu vou conduzir o diálogo". Talvez exista a vontade de desqualificar e destruir o analista ou, mais precisamente, objetar e obstruir seu sucesso clínico ou tomar seu lugar de confidente. Muitas vezes, o calar-se é "arma" do perverso para não permitir a constituição de seu terapeuta, um modo de ameaçá-lo, criando-lhe medo, insegurança e exacerbando-lhe os conflitos pessoais e profissionais.

O médico pode ater-se, ainda, ao que popularmente é chamado de "dar branco" – o vazio do pensamento, menos próximo do *white*, correspondendo, sim, ao *blank* do inglês. *Blank* significa neutro e, por extensão, neutralizado. Diante de um sentimento ambíguo ou de dois pensamentos contraditórios, o pensar paralisa-se, é neutralizado, dá branco.

Jules Masserman, estudioso das ur-ansiedades, coloca a "boca fechada" como a descrença e a desconfiança do cliente em relação a outras pessoas na vida de modo geral.

Contribuição da psicanálise freudiana

A psicanálise pode ser vista como um método de psicoterapia e como ciência de pesquisa do funcionamento mental e da estrutura da personalidade. Desse segundo viés, garimpei algumas hipóteses a respeito do silêncio no diálogo terapêutico.

Repressão, recalcamento ou recalque

Em princípio, a repressão é definida como tática ou método de defesa usado pela mente humana para evitar que tenham acesso à consciência as excitações ou, mais precisamente, as representações desconfortáveis, ligadas ou não à pulsão, frente às exigências do próprio ego. O ego organiza-se pelo perigo que corre de perder o controle e "fazer" uma loucura. Também pelos medos: o medo menor de ser julgado, condenado e punido e o medo maior, o de ser aniquilado. Assim, esse mecanismo de defesa controla a pulsão, organiza o ego e assegura o amor do objeto.

Depois de certo momento histórico, todo e qualquer acontecimento psíquico responsável por um conflito ameaçador de desconforto e ansiedade passou a ser considerado passível de ser reprimido. E isso ocorreria por exigências psicológicas, morais, socioculturais e outras de semelhantes naipes.

Assim, atuação sexual fora de contexto, má educação, paixões condenadas, impulsos ditos imorais, agressividade, incesto, maldade, inveja, atos anti-sociais, ódio, ciúmes, desejos parricidas, matricidas, filicidas, fratricidas, suicidas, assassinos e perversões, tudo passou a compor o *lixo* a ser distanciado da luz do processo civilizatório.

Diversas formas de esquecimento, titubeios no discurso corrente, a gagueira, o silêncio, a timidez, o mal aproveitamento escolar, a desorganização de vida, as neuroses de modo geral, são aspectos clínicos da repressão.

Da repressão, surgem "freios emocionais poderosos" como o pudor, a vergonha, a repugnância, normas morais, questão de gosto, atividades artístico-culturais, pesquisas científicas, interesses intelectuais e religiosidade.

A repressão está visceralmente incluída na pauta comportamental do homem civilizado. Ela é inevitável, necessária e indispensável para a estruturação do desejo humano.

Inibição (burrice emocional)

Pouco valorizado, esse mecanismo talvez seja o que está mais presente nas várias formas de neurose. Algumas vezes, é chamado de "bloqueio emocional" e "bloqueio da criatividade".

Por ele são inibidas funções expressivas da constituição da pessoa: percepção, psicomotricidade, fenômenos cinestésicos, funções corporais e a capacidade para relacionar-se com o outro. Falhas intelectuais e lingüísticas, dificuldades para as trocas afetivas, falta de "malícia", perplexidade diante do sexo e ausência de ação diante da agressividade são outros sintomas da inibição.

O silêncio excessivo, traduzindo um bloqueio do falar, é uma forma de inibição. Pessoas muito caladas geralmente são inibidas... ou sábias.

O embaralhamento para compreender os discursos socioculturais leva, na prática, ao que se chama "burrice emocional", sem que isso signifique prejuízos primários do intelecto. A inteligência pode ser resgatada em sua integridade por meio de psicoterapias.

Isolamento verbal

É a tentativa obsessiva de distanciar-se das experiências afetivas ameaçadoras. O paciente isola-se em seu "pequeno mundo", geralmente em torno de idéias filosóficas complicadas, para proteger-se dos impulsos instintivos.

Na trilha de Freud, Karl Abraham (1921) diz dos pacientes de caráter obsessivo, que se negam a participar da "obrigação de falar", esperando que o terapeuta se encarregue de todo o trabalho. Esses pacientes seriam portadores da "prisão de ventre mental".

O secretamente familiar

O silêncio poderia ser um simples elemento do quadro emotivo mais complexo, a que Freud chamou *O sinistro* (*Das Unheimlich*) (1919). Seria o que é estranho, perigoso, impondo medo e, nos estudos de Freud sobre o tema, aquilo que é "secretamente familiar", o que está registrado na mente como uma cena doméstica, porém de forma alienada, reprimida, provocando reações emocionais responsáveis por abstenções mental e física.

Reação terapêutica negativa

O silêncio pode ser a ponta de um *iceberg* da chamada *reação terapêutica negativa* (o não querer se curar) abordada por Freud no texto "O Ego e o Id" (1923). A RTN traduziria a dificuldade do paciente em separar-se do objeto primário e primeiro de seu afeto – a mãe. Pontalis chama esses pacientes de "negativos" pela impossibilidade da renúncia ao objeto primitivo, renúncia que os integraria no processo civilizatório, adulto. Na expectativa de melhora, correspondente ao crescimento, o paciente seria levado ao desejo de ruptura com o vínculo terapêutico, sabotando-o, muitas vezes, com a contenção empedernida. As interpretações convencionais da psicanálise ortodoxa não teriam capacidade de remover esse tipo de resistência, também chamada "resistência dura".

Intervenções e manejos técnicos

Em princípio e por doutrina, diante da quietude do paciente, o profissional psi deve estar preparado técnica e emocionalmente para suportá-la. Para Winnicott, o referencial do *setting* analítico, incluindo a figura do terapeuta, teria a função de "sustentação", o que significa ser capaz de se adaptar aos momentos regressivos do paciente para ajudá-lo na retomada do crescimento.

Devo dizer que o terapeuta tem de estar bem disposto para receber as poucas palavras da pessoa reticente, permitindo-se reordenar o que lhe é dito com o fito de clarear e expandir as idéias do cliente. Para isso, é necessário ter referências e critérios a serem buscados na vasta literatura psi existente e no próprio tratamento.

Hoje, pelo menos três vertentes marcam a forma de tratar o silêncio: a que propala a paciência, a condescendência, a espera; a que utiliza ferramentas contundentes de interferência no processo estagnado; e a que dá por encerrado o tratamento se não houver colaboração do interessado.

Freud, ao escrever para Fliess (1897) sobre a questão da resistência, assinalou: "É necessário (no caso) desenterrar o caráter infantil do paciente". Em um primeiro momento, ele propunha intervenções incisivas, para mais tarde recomendar apenas a paciência.

Dada a extensão de um debate possível, vou me prender a algumas poucas sugestões de intervenção, contando com a inteligência e a vivência clínica do leitor – supostamente um profissional da área – para fazer adaptações e mobilizar seu espírito crítico. Todos os psicoterapeutas já passaram pela própria análise e sabem como é difícil abrir o coração.

Para Balint (1988), criador da expressão "o remédio mais importante é o próprio médico", as tensões causadoras do impasse vocabular são desfeitas com a receita repetida dessa medicação a que se chama "a pessoa do médico".

Para Baggio (2000), "a clínica é o espaço epistemológico da criação, da inventiva. Como não existe prescrição para a invenção, o clínico obtém a liberdade de criar (poiésis) junto com o cliente".

As psicoterapias, dialogadas, interpretadas ou dramatizadas, são sempre uma forma de pedagogia. No entanto, de um viés inverso: enquanto no ensino pedagógico o aluno é nutrido de informações, nas psicoterapias o paciente é esvaziado socraticamente, podendo desvelar no contexto do processo suas necessidades, demandas, desejos, responsabilidades e a reorganização mental, relacional e social. Daí porque, no diálogo terapêutico, o terapeuta é um ouvinte por excelência, falando pouco, essencial e pontualmente.

A maior intimidade do psicodrama com a psicanálise encontra-se na proposição freudiana da "construção" ou "reconstrução" (1937), em que se ajuda o paciente a reconstruir sua história, clareando os pontos cegos de seu romance familiar – o que no psicodrama se faz com o uso das cenas dramáticas, amparado pela contribuição dos participantes do grupo. No diálogo terapêutico, isso também poderá ser buscado quando estimula-se o paciente a essa viagem de auto-reconhecimento de sua vida mental, relacional e comportamental.

O proceder "compreensivo" das psicoterapias que têm por método o fenomenológico-existencial lança mão de biografias (que o paciente pode trazer escritas para serem lidas na sessão), de álbuns de fotografias, lembranças guardadas da infância (livros, músicas, presentes, brinquedos etc.), lembranças da adolescência (filmes, músicas, condecorações esportivas, fotografias); o paciente poderá ser estimulado a escrever, em casa, narrativas mitogeracionais para serem lidas e comentadas com o terapeuta: datas familiais, registro dos nomes familiares, bem como os casos da história ancestral.

Diante de um silêncio constrangedor, alguns profissionais atrevidos propõem o uso da "intervenção disruptiva" com a frase: "Vamos encerrar a sessão. Quando decidir falar, você volta a me procurar" (perde-se o paciente, mas não se perde a verve). Porém, diante do silêncio "definitivo", o terapeuta abre mão de sua vaidade e onipotência e, de modo leal e franco, orienta o paciente a buscar outros métodos de trabalho, outro profissional, estimulando-o a refletir melhor sobre suas reais necessidades.

Uma forma surpreendente de encarar a situação criada pelo paciente é dirigir-lhe uma mensagem ambígua, ao modo de Lacan: "Eu o estou escutando". É clássica a pergunta de Freud à Dora: "Qual a sua parte nisso tudo?" Assim, o terapeuta de hoje tentará levar o paciente a raciocinar e responder qual "a parte que lhe cabe nisso", nesse mutismo.

No decorrer do processo terapêutico, o paciente tem o direito de usar seu momento como bem lhe aprouver, até mesmo ficar quieto. É uma questão do direito à liberdade de expressar-se ou não.

Contardo Calligaris, em seu livro *Cartas a um jovem terapeuta* (2004), registra: "Haverá os que devem ficar silenciosos durante semanas para se convencerem de que não é proibido se calar".

A meta de qualquer terapia exige, em primeiro lugar, que o paciente possa atingir razoável nível de compreensão interna. Quem pensa bem consegue falar e escrever bem. Cabe ao terapeuta "ensinar" o paciente a pensar.

Quando o terapeuta decide fazer uma intervenção para pontuar o que está acontecendo, evitará ser intempestivo. É de boa norma chamar o paciente pelo nome, como se faz quando se acorda alguém, propondo-lhe um enfrentamento da situação apresentada como metáfora da vida, pois a primeira exigência da vida adulta é comunicar-se. No entanto, não se pode subestimar o acontecido, pois estar taciturno pode ter uma densidade apenas escamoteada. Pode-se pontuar com simplicidade: não queira forçar as lembranças, deixe-as surgirem naturalmente.

São tantas as perguntas que o terapeuta pode fazer a seu cliente que, retiradas do seu contexto, até parecerão sem sentido. Mas vamos nos arriscar, tomando-as da literatura: Você está órfão... de idéias? De sentimentos, de projetos? Tem medo de inundar essa sala com seu discurso? Acha que eu não saberei ouvir o que tem a dizer? Acha que sua palavra pode me ferir, me machucar, me matar? O que posso fazer por você? Para que você está aqui? O que lhe dificulta a fala? Há algum assunto a ser evitado? Está difícil se expor, não? Você está selecionando o que tem a dizer?

A pergunta "o que está pensando" deve ser substituída, sempre que possível, pela questão "o que está sentindo" – uma forma de preservar a liberdade do pensamento e ampliar o espaço mental. O sentimento ruminado seria o elo perdido entre duas pontas do imaginário pessoal.

O silêncio pode ser entendido, ainda, como um movimento lúdico, em que o paciente, tendo o terapeuta como interlocutor, vai modulando suas emoções, elaborando-as, contendo-as, selecionando-as antes de explicitá-las. Cabe ao terapeuta observar a comunicação não-verbal: movimentos corporais, gestos significativos, mímica expressiva, enfim, a linguagem corporal tão importante no processo psicodramático.

Ao fazer observações empáticas que possam "costurar" o comportamento do paciente em várias sessões, seqüenciais ou não, o terapeuta passa a mensagem de que está atento, animado para o trabalho – à semelhança da expressão "o brasileiro não desiste nunca", o terapeuta não deve desistir nunca. É sua função valorizar e ressaltar o lado maduro, adulto, desenvolvido do paciente, para ter colaboração ágil e útil nos momentos regressivos, com a intenção de ultrapassá-los. Criar clima de interesse e participação. Lembrar ao paciente que ele não necessita de nenhum "discurso" para candidatar-se ao prêmio Nobel. Estimulá-lo a balbuciar letras e palavras sem o compromisso de produzir algo excepcional. De alguma forma, passar para o paciente a idéia de que a angústia e o medo são passíveis de superação, desde que ele seja capaz de dividi-los com outras pessoas, e que o terapeuta está ali para merecer sua confiança. A ética não é a da teoria, a do convencimento, a da retórica, mas sim a da prática exercida e demonstrada no dia-a-dia, com o respeitoso acolhimento.

O jeito psicodramático de ser terapeuta

Mesmo quando comprometidos com o diálogo terapêutico, não deixamos de ser psicodramatistas. O que nos mantém fiéis a J. L. Moreno é o mantra "espontaneidade e criatividade", que depois surgiria também na obra de Winnicott.

Mantra é a fórmula de pensamento que se pretende mágica e, quando não, sempre sagrada. Espontaneidade é o que de originalidade, simplicidade e desembaraço possa existir no comportamento humano; é o que é feito por alguém sem ser constrangido por outrem, sem afetação ou artifício, sem ensaio prévio; ser espontâneo é ser sincero e verdadeiro. Criatividade é a qualidade ou característica de quem ou do que é criativo, criador, capaz de usar a inteligência e o talento para inventar e inovar, para fazer transformações pessoais e sociais.

Criatividade e espontaneidade são conceitos e acontecimentos vitais e inseparáveis, presentes em todas as áreas da preocupação do homem: esportiva, artística, política, científica. Moreno e Winnicott propunham-nos que fossem utilizados nas ciências psíquicas e psicossociais.

De acordo com essa perspectiva, podemos afirmar que o terapeuta psicodramatista se acha credenciado, por sua adequada formação, a viver uma inventividade excelente, o bom humor, a sensibilidade plena e a intervenção oportuna.

No caso específico do silêncio que venha a se instalar no diálogo terapêutico de modo persistente e desconfortável, torna-se necessário experimentar e ousar.

Registro algumas contribuições técnicas provadas e publicadas: o uso de brinquedos, de Arthur Kaufman; o uso de desenhos, de Luis Altenfelder; o uso da "caixa de areia", de Maria Cezira Nogueira-Martins; a técnica do "relógio mole", de Zoltan Figusch; e outras propostas a serem pesquisadas na literatura psicodramática.

Regina Forneaut Monteiro lembra-nos a possibilidade de construir a "imagem do silêncio" utilizando-se de objetos aleatórios presentes na sala e do próprio corpo do cliente. Ressonâncias dos tempos áureos do psicodrama. As técnicas de inversão de papéis, do duplo e do solilóquio também são instrumentalizadas confortavelmente por ela no diálogo terapêutico.

Para finalizar o capítulo, lembraria o ensejo de adaptações da técnica da palavra-estímulo de Jung, do jogo do rabisco (*squiggle play*), de Winnicott, e da técnica dos objetos intermediários (fantoches e marionetes), de Bermudez, que cabem muito bem naquele instante agudo em que o paciente não quer se escutar. E, com um pedido de licença a Murray (1943), também podemos utilizar as lâminas do TAT (*Thematic Apperception Test*) como incentivo ao ato de expressar idéias, sentimentos e experiências de vida.

Falei do silêncio do paciente. O do terapeuta é capítulo importante, mas deixo-o para outro momento. A título de contraponto, lembro o preceito de Lacan: "O silêncio é o amor que o analista pode oferecer a seu cliente".

Referências bibliográficas

Almeida, Wilson C. "A técnica dos iniciadores (*warming-up*)." In: Monteiro, Regina Forneaut. *Técnicas fundamentais do psicodrama*. São Paulo: Ágora, 1998.

______. *Defesas do ego: leitura didática de seus mecanismos*. São Paulo: Ágora, 1996.

______. *Psicoterapia aberta: o método do psicodrama, a fenomenologia e a psicanálise*. São Paulo: Ágora, 2006.

Andolfi, M. *A linguagem do encontro terapêutico*. Porto Alegre: Artes Médicas, 1996.

Baggio, M. A. *Psicoterapia: técnica, arte e clínica*. Belo Horizonte: Armazém das Idéias, 2000.

Ballint, M. *O médico, seu paciente e a doença*. Rio de Janeiro: Ateneu, 1988.

Berge, A. *As psicoterapias*. Rio de Janeiro: Agir, 1971.

Bucher, R. *A psicoterapia pela fala*. São Paulo: EPU, 1989.

Calligaris, C. *Cartas a um jovem terapeuta*. São Paulo: Alegro, 2004.

Greenson, R. R. *A técnica e a prática da psicanálise* (1967). Rio de Janeiro: Imago, 1981.

Ruesch, J. *Comunicación terapèutica*. Buenos Aires: Paidós, 1964.

Reik, Teodoro. *La significación psicológica do silêncio* (1945). Buenos Aires: Hormé/Paidós, 1975.

Watzlawick, P. et al. *Pragmática da comunicação humana*. São Paulo: Cultrix, 1973.

Wilson Castello de Almeida

Médico pela Faculdade de Medicina da Universidade Federal de Minas Gerais. Mestre em Psiquiatria pela Faculdade de Medicina da Universidade de São Paulo. Psicodramatista pela SOPSP/Febrap. Pós-graduado em Teoria e Prática em Psicanálise pelo Instituto de Psicologia da Universidade de São Paulo. Exerceu a docência nas faculdades de Medicina da UFMG e da USP.